実録　ブッダの瞑想法

死のレッスン

地橋秀雄
Chihashi Hideo

春秋社

まえがき

この本には、八九歳でこの世を去った母親の最期の日々が克明に描かれています。それは、ブッダの瞑想に生涯を捧げてきた私にとっての正念場でした。ブッダの教えと、その実践方法であるヴィパッサナー瞑想の真価が問われた歳月でした。

仏教は、人生の修羅場で本当の生きた教えとして機能するのか。静かな森林僧院とはおよそかけ離れた、戦場を駆けまわる兵士のような苛酷な介護現場で、瞑想は本当に役に立つものなのか。

認知症の老母を看取っていく、のっぴきならない二年間は、おまえの人生は何だったのか、必死で学び、修行し、人に説いてもきた仏教は、瞑想は、本物だったのか…と、喉もとに突きつけられた刃のような問いを投げかけてきました。

「神は細部に宿る」といいます。神の意志も、仏教のダンマも、どんな真理も哲学思想も、知的に理解されただけでは無力です。理法の本質が体得され、体現され、日常生活の一瞬一瞬の行為として具体的に実行され、実践されていくことこそ「神は細部に宿る」の真意ではないかと考えてきました。

母の認知症が進みひとり暮らしが無理になった時点で、私は仕事の大半をなげうって介護に専念することを決意しました。もう一人では生きられなくなった母親を見殺しにして、仏教の瞑想を教えるなどという滑稽なことができるでしょうか。さあ、これからは、母の最期を看取る日々こそが、私が生涯を懸けてきたブッダのダンマを実践する修行現場になるのだと腹を括ったのでした。

しかしたった一人で、体が不自由になってきた認知症の親を自宅介護するのは、想像を絶する苛酷な日々となりました。

例えば、朝、母の洗面を介助し、食事を作り、食べさせ、歯磨きを手伝い、タオルやオムツ、着替えの下着、痛み止めの膏薬などの持ち物を用意し、化粧や身支度を助けてデイサービスに送り出す。食器を洗う。洗濯をする。布団を干す。パソコンの前で自分の仕事をする。郵便局に行き、スーパーで買物をし、ケアマネと打ち合わせをする。母が帰宅すれば夕食を作り、食べさせ、何度もトイレ介助をし、オセロの相手をしてベッドに寝かせ、再びパソコンに向き合う…。

森林僧院の独房で一日中思考を止める瞑想をやり続ける修行とは真逆の、動的瞑想の実践でした。マインドフルに自分を客観視する眼差しを失えば、たちまち自滅していたかもしれません。ネガティブな妄想を瞬時に見送っていく気づきの瞑想が救いとなったのです。

もうひとつ、苛酷な日々を乗り超えることができたのは、その日の出来事を書き記すことによって対象化し、肯定的に意味づけられた心のドミノを、善なる方へ、真理の方へ、超越の方へ…と倒すことを日課としたからでした。そのときの記録を基にした本編と、全体を概観する序章で成りたっているのがこの本です。

この本の特色は四つあります。

①安らかに死んでいくための発想が仏教的観点から示されています。老いた認知症の親が死を怖れなくなっていくプロセスが、具体的な看取りの日々のなかで語られています。
②自宅で最期を迎える家族をどのように介護し、看取っていくかのサンプルが示されています。
死が近づいてきた人とどんなふうに心を通わせるか、笑わせるか、言いにくいことは人形を使って腹話術で伝えるなど、すぐに真似できる具体的な描写に満ちています。
③介護疲れやストレスを乗り超える最強の方法は瞑想です。マインドフルネス瞑想の源流を三〇年間教えてきた私が最も強調したいポイントです。
④介護と看取りの現場に必要不可欠なのは、優しさと敬意です。慈しみの心を発露させる慈悲の瞑想の実例が示されています。

「ブッダの瞑想法」を軸に、瞑想会や講座を催しながら在家の方々に仏教の瞑想を伝える生涯でした。仏教は学問でも哲学でもなく、在家の誰もが投げ込まれている人生の修羅場でこそ、その真髄が実践されなければならない。千差万別の苦しみが乗り超えられていく瞬間に、ブッダの提示したダンマが生きた教えとして完結していくのではないでしょうか。
人はなぜ生きるのか。どのように安らかに死んでいけばよいのか。その死にゆく人を、どう看取ればよいのか…。その究極の問いと向き合いながら真の仏教を実践しようと力を尽くしたささやかな体験が、苦境に立っている方々に救いの視座をもたらすことを願ってやみません。

二〇二五年早春

著者

実録　ブッダの瞑想法——死のレッスン　目次

実録　ブッダの瞑想法――死のレッスン

序章

（１）親の死を看取るとは…

私は、三〇歳からこの世を捨てて瞑想修行に専念してきました。瞑想の本を数冊上梓し、瞑想指導を三〇年続けてきましたが、その間、父親を看取り、母親も自宅で介護し最期を看取りました。介護現場は過酷を極めましたが、原始仏教の死生観と瞑想技法によって最高の形でやり抜くことができました。

私が生涯を捧げてきたヴィパッサナー瞑想は、ものごとをありのままに観るために妄想を止める技法です。苦しい介護の現場で、余計な思考を止めて淡々とやるべき事実だけに向き合うことがどれほど救いになることでしょう。

人は事実ではなく、妄想で苦しむのです。

たった今のことを忘れてしまい、同じことを何度も繰り返す認知症特有の症状や、失禁や排泄の世話をしながら、介護者は頭の中を駆けめぐるネガティブな妄想で苦しみヘトヘトになるのです。

その妄想が止められれば、ストレスは激減し、介護のクオリティを格段に上げることができます。

私の父親の場合、汚れたおむつの交換は多い時には一日に七回にも及びましたが、瞑想の技法で思考を完全に止めて、やるべきタスクのみに専念することができました。

見た瞬間、聞いた瞬間、臭った瞬間、必ず妄想が浮かび、連想がつらなりますが、「妄想」「雑念」とラベリングして思考の流れを止めるのです。

何も考えず、ただ介護の仕事だけに集中する技術は、過酷な現場にいる方々にぜひ試していただきたいものです。

ヴィパッサナー瞑想は、今の瞬間に集中して妄想を止めるだけではなく、慈悲の瞑想とセットでなされます。慈悲の瞑想をする介護者からは優しい波動が通奏低音のように発信されるので、会話数が少なくなった相手にも暗黙の安心感を伝えることができます。

看取りの素晴しさ

認知症になった母親と同居し、その最期を看取った経験から多くのことを学びました。

人は自分の親をどのように看取るべきか。認知症の親を自宅でどのように介護すべきか。幸せな死に方とはいかなるものか。介護や看取りの経験は自分の人生に何をもたらすのか…。

年老いて弱者になった親の姿は、絶えて思い出さなかった幼少期の記憶を次々と浮かび上がらせてくれます。もし介護と看取りをやらなかったなら、私は自分の人生を決定づけた両親との絆を見直す掛けがえのないチャンスを失っていたことでしょう。

仕事柄、私は親の介護をしなかったことを深く後悔する人に数多く出会ってきました。また、毒親に対する怨みやネガティブな感情をくすぶらせたまま、永遠の別れになった人も少なからずいました。

親を介護しその死を看取ることは、自分自身と深く向き合う最高の機会を与えてくれるでしょう。自分の人生は何だったのか。これからどう生きていくのか。どんなふうに死んでいくのか…。看取りは、親が暗黙に示してくれる最後の教えなのです。

ネガティブな親子関係

もし親子関係や家族関係で問題があるなら、できるだけ早期に決着をつけておかないと、介護も看取りも苦しいものになります。親に怒りや恨みを隠し持ちながら、問題と向き合わず、進展も解決もなくいたずらに時が過ぎ去り、気づいてみれば認知症の始まった親の介護を引き受けざるを得なくなっていたりします。

こうした介護は、する方もされる方も非常に苦しく、逃げ出したいのに逃げられず、互いに傷つけ合い、悪業（あくごう）を応酬し合うような最悪の形になりがちです。そうなれば、親が死んでも心の問題は何も解決せず、大きな骨が喉に刺さったまま晴れやらぬ残余の生涯を生きて、やがて自分も同じように死んでいくことになるでしょう。

では、どうしたらよいでしょうか。

親の介護が始まろうとする頃になって、それまで放置していたネガティブな親子問題を解消するのは容易ではありません。親がまだ元気なうちに、お互いの胸の内を語り合い、伝えるべきことはきちんと伝えてわだかまりを残さないことです。

難しい話し合いをする前には、後述する「慈悲の瞑想」（一八頁）をすると驚くほど親和的な展開になることがあります。慈悲のバイブレーションには、壊すエネルギーや反発し合うものを和合させ、まとめる力があります。優しい心になり慈愛の波動が発信されるので、それが以心伝心相手にも伝わり、不思議に仲直りができる事例がたくさんあるのです。自分の真情を伝えることができ、聞きたかった謝罪の言葉が聞かれ、積年のわだかまりや怨みが手放せたら素晴らしいことです。

　しかし、老いて柔軟性を失いはじめた親が長年の思考パターンや価値観を転じてこちらの言い分を受け止めるのは容易なことではありません。基本的に人の心は変えられないと心得ておいた方がよいでしょう。自分の期待するような人物に、年老いた親が変身することはまずありません。気に食わない態度や嫌な面が何ひとつ変わらなくても、その親をありのままに受け容れることができるように自分の心を変えるしかないのです。

　納得のいかないことは受け容れられないのが、人の心です。どのように発想の転換をすれば、ネガティブな関係を乗り超えることができるでしょうか。

仏教的解決

　誰でもすぐにできるのは、「内観」の発想を取り入れることです。ムカついた瞬間、その親に助けられ、お世話になり、面倒を見ていただいたことを具体的に思い出してみるのです。そして、その親に対して自分がかけてきた迷惑に思いを馳せるのです。親の愛がなければ生きてこられなかったのに、自分の迷惑は棚に上げて不平不満ばかり感じてきたのではないか。やってもらうのは当たり前、気に食わないことは嫌悪する自己中心的な視座が転換すれば、相手を受け容れる気持ちになれるでしょう。

　これは、会社や友人やどんな人間関係にも応用できる技法です。

　どうしても発想の転換ができない場合には、「ロールレタリング」などの技法を使って、まず恨みや嫌悪をパソコンや紙の上に書いて書いて吐き出してしまうとよいでしょう。黒い情念が言語化される瞬間に整理され、手放されていく効果があるので、相手に読ませる必要はないのです。怒りを全部吐き出してしまうと自然に視座が変わって、自分の非を認める発想も生まれてきます。

さらに仏教の基本原則である業論を拠りどころにして、もう一度親子関係を根本から考え直してみると道が開かれてくるかもしれません。

この世は、因果応報の世界です。蒔いた種をみずから刈り取るのが法則です。壁にボールを投げつければ同じ力で跳ね返ってくるように、善い原因も悪い原因も、自分が出力したとおりのエネルギーを未来の自分が受け取ることになる構造です。

殺す者は殺され、奪う者は奪われ、優しくする者は優しくされ、愛を、暴力を、束縛を、自由を…与える者は与えられる、と仏教は考えます。

この因果論は、過去・現在・未来の三世に及ぶものであり、輪廻転生が大前提になっているのが仏教です。誕生した瞬間の環境要因は過去世の業の結果と考えられています。優しく、賢く、愛情の深い両親の下に生まれてくる人もいれば、愚かで冷たい親に虐待される星の下に生まれ育つ人もいます。

なぜある人は貧しい家に生まれ、別の人は富裕な家に生まれてくるのでしょう。健康も、容姿も、才能も…、誕生時の歴然たる不平等は、どう説明されるのでしょうか。神が与えた運命なら、なぜ、いかなる理由、どのような根拠で、神は、ある人には過酷な運命を与え、他の人には安楽な人生の流れを与えたのか、その理由を問わずにはいられないでしょう。

「誕生時の不平等を説明する哲学思想はありますか」と高名な哲学教授に質問したことがあります。「無い」と即答されたのが印象的でしたが、私は、「仏教の因果論と輪廻転生の思想を使えば説明できるのではないか」と申し上げました。

愛情深い善良な親の下に生まれてくる者は、過去世で立派な親業をしていた者にふさわしい結果です。悪い親の下に生まれてくるのは、過去世で立派な子育てをしてこなかったからではないか。いや、過去世で自分の子供にしたとおりのことを今世でされてきたのだと考えると因果法則に符合します。

赤ん坊の自分には何の罪咎（とが）もない。絶対的な弱者である幼児があの親たちに不当な仕打ちをされてきたのだと考えれば、理不尽さに怒りが込み上がってくるでしょう。…こうして親に対する怒りを持ちながら、一方では養育され愛されてきた事実も否定できず、愛憎並立のジレンマを抱きながら介護が始まっていくケースが少なくないのです。

苦を与えて導く存在

苦しかった幼少期やネガティブな過去を受け容れることができなければ、死ぬまで怒り続けるしかありません。膨大な怒りの不善業を出力しながら来世に持ち越していくのです。怒りは壊すエネルギーであり、心も体も関係も情況もすべてを破壊し、人生が苦しくなる最大の要因のひとつになっています。

もし仏教の因果論にめぐり合わなかったら、私自身、確執のあった父親との関係に終止符を打つことができなかったでしょう。元祖ニートのように働かず、生涯引きこもって暮らした父親の小児的エゴイズムがゆるせず、すべてのしわ寄せが私に及んでいると憤っていたのですが、仏教に出会って目からウロコが落ちたのです。

「自分に苦しみを与えてくる者は菩薩である。私のような愚か者には、動物をムチで叩いて調教するように、父親が汚れ役を引き受けて無言で私を導いてくれていた…」
『維摩経』のこの発想に衝撃を受けて仏教に深入りし、やがて業論の理解が徹底していくと、わが身に経験される事柄はすべて蒔いた種を刈り取る構造で生じ滅していたのだと納得がいきました。苦を与えれば苦を受け、楽を与えれば楽を受ける。親の介護をすれば同じやり方で自分も介護され、見殺しにすれば見殺しにされる。何ごとも因果応報、作用・反作用の法則どおりに人生は展開していくと仏教では考えられているのです。

「この世を陽炎（かげろう）のごとく見よ、泡沫（うたかた）のごとく見よ」とブッダは言いましたが、この世の出来事は、百人いれば百人の見方があり解釈があり、認知が変わればすべてが一変してしまうのです。もし「自分に苦しみを与えてくる者は菩薩である」と見ることができれば、どんな親も仇敵も自分を教え導くトレーナーであり、我が身を犠牲にしてこちらの不善業を消してくれる尊い存在に変わるのです。

物理的な対象も人の心も変えることはできませんが、こちらの視座を転換させれば、どんな苦しみも根本から無くすことができる可能性があるのです。現実の事象を変える努力よりも、自分の心を浄らかに変えていくことが悟りへの道です。

（2）死後の世界

死の恐怖をなくす

人生最後の大仕事は死ぬことです。自分の人生をどのように閉じるのか、その最大のイベントを有終の美を飾ってやり遂げるには、明確な死生観を持つことが何よりも大事です。死をどのように理解し受け止めるのか、死についての心がまえが何もなければ妄想がモンスターのようにふくらみ不安や恐怖がつのります。

残された者にとっても、死生観という尺度がなければ、愛する家族の死をどのように受け止めてよいのか途方に暮れるでしょう。死期が近づいた人と死を話題にするのは縁起でもないと忌避されがちですが、しっかり語り合って死の理解を深め、怖れることなく死にゆく者と見送る者が互いに協力しながら最高の死を完成させるべきではないかと思います。

明日に向かって死んでいく

私は原始仏教の輪廻転生の死生観を拠りどころにしていますが、死後の世界など存在せず、ただ完全な無になるだけと考えている人もいます。しかしそうした無神論や唯物論的な考えの方も、いざ自分自身の死期が近づくと恐怖におびえることが少なくないのです。自分の存在が抹消され、跡かたもなくなる恐怖です。エゴに執着し命の存続を第一義とする生命にとって自然な反応ですが、不安と恐怖におののきながら死んでいくのは安らかな死に方とはいえません。

また、死ねばただ無になるだけなら、残りわずかとなった人生には希望がなくなり、新しいことにチャレンジする意欲も萎えるでしょう。しかるに、死後の世界を信じる人たちは最後の瞬間まで未来に向かって努力して来世に繋ごうとします。希望が徐々に絶望になって虚しく死んでいくよりも、最後まで前向きにがんばって人生の幕引きをするほうがよいのではないでしょうか。

死ぬ瞬間の心

キリスト教やイスラム教では、死後、神の審判にかけられ天国か地獄に行き、天国では永遠の幸せが、地獄では永遠の苦しみが続くと考えられています。一方、仏教やヒンドゥー教では、死後かならず再生し、輪廻転生がエンドレスに繰り返される死生観です。

悪業の報いとして地獄に堕ちても、苦を受ける瞬間ごとに業が消えるので地獄の滞在にもいつか終わりが来ます。最悪の世界に堕ちても脱出できる可能性があるのは救いですが、幸福度の高い天界に再生しても、業が尽きれば別の世界に転生しなければなりません。

地獄であれ天界であれ素粒子から宇宙全体にいたるまで必ず変化するのが存在の特徴です。存在は現象の流れであり、無常に変滅するプロセスでしかないと仏教はとらえており、否応なく流転するしかないのです。

仏教では六道輪廻といわれ、怒りが強ければ地獄、貪欲なら餓鬼、無知で愚かなら畜生、闘争系の武闘派は修羅、人間への再生は稀有とされ、多くの善をなせば天界に再生します。ポイントは、六つの領域のどこに再生するかが死ぬ瞬間の心（死近心（しきんしん））によって決まることです。

心は次々と生滅を繰り返し、今この瞬間の心の影響を受けて次の心が生まれます。嫌なことがあれば嫌悪の心が生まれ、嫌悪の心は怒りにエスカレートし、怒りの心は激怒になり、激怒した心から暴力や殺意の心が生まれます。心は次々と相続されていくので、死ぬ瞬間の心が善なる心であれば天界などに転生し、悪い心なら地獄や餓鬼などの悪趣に再生すると考えられています。

こうしたメカニズムで死と再生が繰り広げられているのであれば、好ましい世界に生まれ変わるためには、きれいな心、穏やかな心、善なる心で死ぬことです。怯えた心、煩悩の心や乱れた心、邪悪な心で死ねば、その心が相続されるのは怒りや欲望や争いに満ちた世界となり苦しみが続くことになります。

死の共同幻想

イアン・スティーヴンソン『前世を記憶する子どもたち』やエベン・アレグザンダーの『プルーフ・オブ・ヘヴン』などは、転生や死後の世界の存在を強く示唆するものの、死後の世界を科学的に立証するのは難しく、死んでみないと本当のところはわかりません。

科学も一つのものの見方であり、新しい発見があれば一夜にしてコペルニクス的展開が起きて認識が変わってしまう歴史でした。科学も含め、誰もが共同幻想を信じているだけで、死んだ後は、極楽浄土なのか、ただの虚無なのか、永遠の天国や地獄なのか、輪廻転生なのか、本当のことは、何もわからないのです。ただ言えることは、何がなんだかわからない闇に覆われたものは、不安や恐怖の妄想を化け物のように肥大させてしまうということです。

死のとらえ方は宗教や文化的伝統によって異なりますが、自分の心が納得したものを拠りどころにすれば安心感が得られるのだから、死んでいく者もその死を看取る者も、人生最大のイベントである死について明確な考えを持ち、死のレッスンをして準備しておくことが安らかに死んでいくのに大切なことです。

『先祖の話』で柳田國男が出会った老人は「自分は人生の目的を果たしたし、あとはご先祖になるだけだ」とニコニコ笑いながら死ぬのを楽しみにしています。死後ご先祖になって子孫を守り続けると想像することによって安らかに死んでいけるなら、たとえ死後の世界が存在しなかったとしても賢い死に方ではないでしょうか。

死を受け容れた母

八七歳の母と私が同居をはじめたのは、認知症が明白になり一人暮らしに限界がきたからでした。当時六二歳だった私は仕事をギリギリまで激減させ、毎日母の食事を作り、スクワットや散歩をし、認知症対策の回想法で思い出を語り合いながら二年間介護して最期を看取りました。

仏教の瞑想を教えてきた私が毎日のように母に伝えたことは、安らかに死んでいくことでした。「お母さん、これから死ぬんだからね。人生最後の大仕事は、いかに自分の人生をまっとうして立派に死んでいくかなんだよ。死んで終わりにはならないからね。必ず生まれ変わる法則なの。だから、きれいな心で死ねば、その心に対応した善いところに再生する。不安も恐怖もなんの怖れもなく、安らかに、安心して、きれいな心で死ぬんだよ」

と、何度も繰り返しました。死後の戒名を二人で考えながら作ったり、明るく楽しく死んでいく話をしました。母がおだやかに、幸せに死んでいけるための「死のレッスン」です。死ぬ瞬間の心が生まれ変わった最初の心と直結している理論も、表現や譬えを変えながら繰り返し説明しました。

介護が始まって間もない頃、「お母さん、死ぬの怖い?」と訊いたことがあります。すると「ちょっと怖い」という正直な答えが返ってきました。しかし死のレッスンを繰り返していくうちに、「全然怖くないよ。だって再生しちゃうんでしょ」と言うようになりました。死は存在の抹消ではなく、生まれ変わっていく厳かな瞬間なのだと理解することで安心して死ねるのだと確信されました。輪廻の流れから解脱（げだつ）するのが本来とはいえ、ものごとには順番があり、まだ輪廻を続けるしかない者には、良き再生をもたらす安らかな死に方のレッスンが不可欠です。

（3）介護現場で役に立つ瞑想

マインドフルネス瞑想の効果

介護の現場には苦労がつきものです。高度な思考力を持ってしまった人類は、嫌な出来事が起きた瞬間の苦痛よりも、直後に拡がっていくネガティブな妄想で何倍も苦しみます。身体的に過酷な介護現場では、せめて心がつくり出すストレスや労苦はその場で手放すか、撥水加工で雨滴をはじくように最初から受けとらないことです。

どうすればよいでしょうか。

起きてしまった現象は業の結果なので止められませんが、心がつくり出す苦しみをシャットアウトするには、妄想を止めて、現在の瞬間の事実だけを観ていくヴィパッサナー瞑想が非常に効果的です。あらゆる人生苦を乗り超えるための技法として、二五〇〇年前にブッダによって提示された瞑想法です。私が父親の最期を看取ったときにも、このヴィパッサナー瞑想のおかげで乗り切ることができました。

詳しいやり方は拙著（＊『ブッダの瞑想法』『ＤＶＤブック　実践　ブッダの瞑想法』）を参照していただきたいですが、どのようにして妄想を止めるかというと、一瞬一瞬の自分の行為や思考に気づいてラベリング（言葉確認）していくのです。実況中継のアナウンサーのように自分自身の一挙手一投足を「座っている」↓「見ている」↓「(手を) 伸ばしている」↓「(カップを) 持ち上げている」↓「(コーヒーを) 飲んでいる」…と言葉確認し、心の動きや意識の流れに対しても「考えている」↓「連想している」とすぐに気づいて妄想をハジキ飛ばし、思考モードに陥らないことです。

汚いものが目に入っても、耳障りなスピーカー音が鳴っていても、他人のタバコの煙を吸い込んでも、「見た」「音」「臭った」とラベリングすれば後続切断され、ネガティブな妄想がスタートしません。これが思考を止める技術です。それでも、もし嫌なことを考えてしまったら、すぐに気づいて「妄想」「雑念」「考えた」「…と思った」とサティ (気づき) を入れて思考モードから脱け出せばよいのです。気づくのがさらに遅れてムカついたり落ち込んだりしたならば、その状態に気づいて「ムカつき」「怒り」「自己嫌悪」とラベリングすれば妄想が止まり、妄想とセットの感情的反応も止まります。

このサティの技術はメンタルを病んだ人たちのネガティブな妄想を止めるのに非常に効果的だったことから、マインドフルネス瞑想として世界的に普及しました。介護現場で発生しがちな妄想を止めるのに驚くべき効果があります。

父の介護で…

一九九〇年に父が亡くなるまでの一ヶ月余、毎晩父の病室に泊まって身の周りの世話をしましたが、夜中に何度も起こされて紙オムツの交換をするのに難儀しました。父の呼び声で眠りが中断され、朦朧とした意識で眼をかき開いた瞬間も、排泄物の処理をするときも、入ってくる情報は苦受の連続なのでネガティブな妄想が浮かびがちです。何もしなければその妄想に巻き込まれ、嫌悪や怒りの情動脳にスイッチが入り、ますます苦しみが増大していたことでしょう。

しかしこのときはタイの僧院で本格的なヴィパッサナー瞑想の修行に入ろうとしていた矢先だったので、現在の一瞬一瞬に気づいて妄想を止める技法を徹底的に活用しました。こんなふうにです。

父の声で起こされた瞬間、「音」（と内語でラベリング）→「意識朦朧」→「（頭の中にガラス屑が詰まっているようだ）と思った」→「（上半身を）起こした」→「（長椅子のベッドに）腰かけた」→「見た」→「（スリッパを）履いた」→「右」→「左」→「右」→「左」→「（横たわる父を）見た」→「（布団を）まくった」→「臭った」→「（手を）伸ばした」→と、一つひとつの動作や心に浮かんだことを逐一ラベリングすることによって、妄想に巻き込まれるのをくい止めるのです。見ても、聞いても、感じても、一瞬にして思考が始まるので、「雑念」「連想」とラベリングを続けるのがポイントです。

その結果、淡々と事実だけに向き合って、やるべき作業をしているだけの状態になります。寒さも、不浄なものを見た瞬間も、悪臭も、苦しみの第一の矢は受けますが、嫌な妄想をして第二の矢を受け、嫌悪や怒りの情動で第三の矢を受け、怒りモードになったことに自己嫌悪して第四の矢を受けることは免れるのです。ただ事実の苦しさがあるだけとなり、ネガティブな妄想によって心理的に増幅される苦しみは生じないのです。

一瞬一瞬マインドフルに気づくこの「サティ」の技法は、介護や看取りの過酷な現場にいる方々の助けになると確信しています。

（4）慈悲の瞑想

慈悲の不思議な力

サティの瞑想は妄想や反応を止める強力な技法ですが、サティが入らなければ今までと何も変わらないでしょう。心の反応パターンそのものを書き換えないと、反射的に悪い反応が起きてしまうからです。

反応系の心の修行は諸々ありますが、イチ推しは慈悲の瞑想です。文言を唱えるだけで誰でもすぐにできるし、その効果は絶大で、多くの人が不思議な円滑現象を実証してきました。「幸せでありますように…。悩み苦しみがなくなりますように…」と心を込めて祈りをささげると、なぜか荒れていた相手がおだやかになったり、殺伐としていた雰囲気がなごんで優しい温和なムードに変わったりするのです。全身全霊を込めて慈悲の瞑想を繰り返していたら、泥沼の裁判が一〇年も続いていたのに突然、相手側が折れてきて「そちらの言い分どおりでよいから裁判を止めたい」と言い出したなどという話もあります。

営業や接客、教員、医師や看護師など臨床にたずさわる方々からも感動的な事例が山のように報告されています。相手の名前を主語にして祈ると即効性がありますが、何よりも、慈悲の瞑想をするこちらの心が優しくなっていくことが素晴らしいです。自分の発する言葉の影響を誰よりもまず自分自身が受けるのです。「慈悲の瞑想をしながら執刀していると、自分の家族にメスを入れているような錯覚が生じ、泣きそうになった」と報告された心臓外科医の方もいました。

人に対しても動物に対しても、慈悲の波動が共鳴しながら同期していきます。遠方の外国の人に対しても同じ効果が認められるのは、素粒子レベルで量子もつれのような現象が起きているのかもしれません。

朝日カルチャーセンターの講座を受講されていた介護職の方が、こんなレポートをされていたことがあります。

「介護施設で荒れているお年寄りの方に慈悲の瞑想をすると、たちどころにおとなしくなったりおだやかになるのです。何度やってもおもしろいように変化するので、なんだか念力を使っているような気がしてきました」

慈悲の瞑想を実践された医療関係者からも、患者さんや病院スタッフとの関係が劇的に良くなったという報告が数多くあります。怒りは壊すエネルギーですが、慈悲は正反対の和合させ、調和させ、まとめるエネルギーなのです。「怒りを乗り超えるには慈悲の瞑想を修習しなさい」と、ブッダが出家した息子のラーフラに説いている経典もあります。

慈悲の瞑想の言葉（全文）

私が幸せでありますように
私の悩み苦しみがなくなりますように
私の願うことがかなえられますように
私に悟りの光があらわれますように

私の親しい人々が幸せでありますように
私の親しい人々の悩み苦しみがなくなりますように
私の親しい人々の願うことがかなえられますように
私の親しい人々に悟りの光があらわれますように

生きとし生けるものが幸せでありますように
生きとし生けるものの悩み苦しみがなくなりますように
生きとし生けるものの願うことがかなえられますように
生きとし生けるものに悟りの光があらわれますように

私がきらいな人々も幸せでありますように
私がきらいな人々の悩み苦しみがなくなりますように
私がきらいな人々も願うことがかなえられますように
私がきらいな人々にも悟りの光があらわれますように

私をきらっている人々も幸せでありますように
私をきらっている人々の悩み苦しみがなくなりますように
私をきらっている人々も願うことがかなえられますように
私をきらっている人々にも悟りの光があらわれますように

すべての衆生が幸せでありますように
すべての衆生が幸せでありますように
すべての衆生が幸せでありますように

自分の幸せをいちばんに祈ることに抵抗を感じる方もいますが、不幸な人が心底から他人の幸せを祈ることには無理があります。苦しんでいる人を救うことができるのは、苦しみから解放された人です。人の幸せを祈り、人を救うために、私よ、幸せであれ、と最初に祈るのです。本当の幸せを味わった人から、自然にやさしさが発露してこぼれ落ちるのが自然な順番です。

また、多くの人が「私がきらいな人々も願うことがかなえられますように」の一行につまずきます。あんなエゴイストの邪悪な願いがかなったら世の中が悪くなるというわけです。これには註釈が必要です。

利己的で邪悪な願いは他人に苦しみを与えるものです。そんな願いがかなったなら、やがて恐ろしい願望をかなえた当人が悪業の結果を受けて苦しむでしょう。人は無知ゆえに、自分を不幸にする愚かな願いを日々実現させているのです。ですから「私の嫌いな人が自分を真実に幸せにする正しい願望を持つことができ、その願いがかなえられますように」と言い換える必要があります。愚かな人が馬鹿なことをして、人を苦しめるのです。だから私の嫌いな人にこそ早く悟りの光が現れていただきたいのです。悟りを開いてくれれば、悪い願望を実現させたりしないからです。

目の前で相手の名前を主語にして唱えると不思議な変化がおきるのを検証してください。四行の慈悲の文言をサッと唱えるだけなら二〇秒以内でやれるでしょう。そうしてから電話をしたり、話しかけたり、大事な話を切り出すと、なぜか円滑に事が運び、よい結果になるものです。四行の文言が言えなければ、「幸あれ！」の一言でも優しい波動が伝わることもあります。歩きながら、幸あれ、幸あれ、と唱えていたら、心が明るくなり、本当に幸せな気持ちになったという人もいます。

全てがつながり合って

小学生のお孫さんがクラスでイジメに遭っていて悩んでいる方がいました。具体的な行動を起こせる立場ではないというので、慈悲の瞑想のやり方をインストラクションしました。

「仏教では、存在するものはすべて宇宙網目のような相関関係に織り込まれていると考えています。これを「諸法無我」と言います。こうした関係性を無視して特定の個人だけの幸いを願うのは本来的ではありません。当事者のお孫さんだけではなく、イジメている相手の子も、その家族も、担任の教師も傍観者のクラスメートも、その親御さんたちも、学校全体、地域共同体のすべての人々にも丁寧に慈悲の瞑想をやります。

どなたに対しても公平に、平等に祈れれば理想的ですが、それにはものごとを等価に観る〈捨（ウペッカー）〉の心が確立していなければ難しいです。お孫さんへの祈りが強くなってしまうのは仕方がありませんが、有形無形に関係しているすべての人々への慈悲の瞑想も忘れないでください。心を込めて祈りをささげれば必ずよくなっていきます」

次の講座でその後の展開をうかがうと、あれ以来、慈悲の瞑想を真剣にしただけで、何をしたわけでもないのに、なぜかイジメはそのまま立ち消えとなり一件落着したとのことでした。

問題が発生するとすぐにアクションを起こしますが、エゴ的な振る舞いであればあまりよい結果にはなりません。万物が繋がり合いながら変滅していく実情に調和していないものは破綻するからです。生きとし生けるものが幸せでありますようにと祈りつつ、特定の個人の幸いを願うのです。何をやってもうまくいかず万策尽きたときでも、慈悲の瞑想が最後の切り札になることを忘れないでください。

やさしい介護現場

苦しい介護の現場では、憤懣やるかたないようなことがいくらでも起きます。どう考えて受け止めればよいのか途方にくれることも多々あります。発想の転換ができなければ嫌悪や怒りが尾を引いてしまいますが、そんなときも慈悲の瞑想の文言を繰りかえし上書きしていくと、なんとなく不善心モードが治まっていくものです。自分の唱えている慈悲の文言に邪魔されて怒りの思考がうまく展開しなくなるからです。また、慈悲のことばが脳内の関連情報にアクセスしながら連想のドミノを倒していくので、いつのまにか慈悲モードに変わってしまうのです。

優しい心で介護することができなくて後悔モードになったら、懺悔をしてから心をこめて慈悲の瞑想をやるとよいでしょう。真剣に祈れば必ず相手に想いが伝わります。「ごめんね」と口に出して謝ったわけでもないのに、すべてが水に流されたかのように優しい関係性がいつのまにか復活しているものです。

相手が痛がったり、苦しそうなときにも、慈悲の瞑想をしてあげるとおだやかになります。認知症が進んで、コミュニケーションが取りづらくなってくると何をしてよいのか途方にくれるものですが、どんなときにも心を込めて慈悲の瞑想をすれば温かい心で通じ合っていると確信できるようになるでしょう。大人も子供もレジの店員も電車やバスの隣の乗客も動物も小鳥も、生きとし生けるものすべてです。これは三〇年の間に瞑想会などで出会った多くの方々が検証されてきた結論です。苦しい介護や看取りの現場も、慈悲の瞑想に没頭して臨めば最良の展開になっていくと信じます。

死にゆく者の祈り

死の床に臥せる老人たちにとって笑いや楽しいことは日増しに減少し、何もしなければ、体の痛みや痰がからまる息苦しさ、おむつが汚れた不快感など、苦受がもたらすネガティブな思考と連想に巻き込まれがちです。老いは苦（ドゥッカ）なのです。明確な死生観がなければ迷いは深まり、不安と死の苦が迫ります。どうしたらよいのでしょうか…。

体力や気力がおとろえ寝たきり状態になっても、何もやる気がなくなっても、心を明転させる方法があります。それもまた、慈悲の瞑想です。当人に祈っていただくのです。私が、親しい人が、すべての命あるものが、幸せであれ、安穏であれ、悩み苦しみがなくなれ…と祈りをささげれば心は安らぎます。

まだ元気が残っているうちに、慈悲の瞑想の言葉を唱える練習をしておくとよいでしょう。介護する人と同じ文言を口ずさみながら、安らかな死が迎えられるように心をととのえてあげられたなら最高のはなむけになるのではないでしょうか。

私の母は八九歳で亡くなりましたが、パーキンソン病の影響もあり最後は話すことができず、イエス・ノーをマバタキで知らせる状態になりました。それでも、慈悲の瞑想をやりたいかと訊ねると必ずやるとマバタキで伝えてきました。こちらが声に出して唱える文言に応じて、涙を流しながら唇をうごかし呟いていることもありました。なぜ泣くのか、だれを想いながら祈っているのか、真意は定かではありませんでしたが、慈悲の文言を唱えながら人生の幕引きをしていく姿は美しいものに見えました。

後生の幸いを願い、長く人生を共にした家族や親しい人たちの幸いを祈り、すべての命あるものの幸せと安穏を願いながら感謝と別離と祈願が渾然とした涙だったのでしょうか。自分で考え祈る力がなくなっても、心のドミノは、慈悲の瞑想の文言に導かれて倒れていきます。

(5) 残された者の悲しみ

承認されない死

病気の介護には回復の希望がありますが、看取りの仕事は必ず死で終わります。そしてその後に、喪失の悲しみに向き合う日がやってきます。大切な人との別れがきちんとなされないと、悲嘆に終止符を打てず、いつまでも引きずることになります。愛する人の死をいかに受け容れるか、どのような心構えで臨むべきか考えてみましょう。

若くして先立った劇作家の母親が、「死んだ気がしない。ひょっこり帰ってくるような気がする…」と何年も言い続けました。これは、愛する者の死を受け容れることができない人に共通の感覚です。共に生きていた往時の妄想があふれ、頭では理解していても、死んだ事実を情緒的に受け容れることができず、心の底でその死を否定し続けているのです。

訃報に接した瞬間の衝撃と混乱、その混沌状態のまま思考が停止してしまったかのような人もいます。母親ととても仲のよかった女性が、ある日突然、母親を喪い、父親と二人取り残されて傷心の日々を重ねることになりました。家の中は以前と変わらずきれいに整えられていたのですが、亡母の居室だけは散らかったまま時間が止まってしまったようでした。

何年かの歳月が流れ、あるきっかけから女性はやっと母親の死を受け容れることができました。すると、そのときから亡母の遺品整理に着手することができ、母親の居室は片づいていったといいます。

別離のプロセス

問題は愛する者を喪ったことではなく、死んでしまった事実が認められず、受け容れられないことです。「なぜ、なぜ、死んでしまったの！」と心のなかで絶叫するような悲嘆が起きてしまうのは、多くの場合、心筋梗塞で急死したり、トラックに轢かれて即死したりする不慮の死です。なんの心の準備もなくある日突然、死の事実に不意打ちされ、叩き伏せられ、言葉を失ったような状態です。

朝、「行ってくるよ」と元気に出かけた自転車通勤の夫が、その夜、霊安室で冷たくなっていた…。そんな突然の別離に、人の心は耐えられないのです。大切なものと別離するために必要なプロセスや手順を踏まず、一瞬にして絶望の谷底に突き落された衝撃に混乱し、立ち尽くすのも無理からぬことです。

もし死をあらかじめ覚悟して、心の準備をととのえる時間があれば、来し方を振り返り、共に過ごした歳月を語り合い、感謝を述べ、存分に惜別の時間を費やして、掛けがえのない人との永遠の別れを受け容れることができるでしょう。仕方がない。だれの身にもいつか必ず起きることが、起きたのだ…と諦めることができる。仏教には「諦」という字に「真理」や「悟り」の意味があるのです。

母との別れ

　私は母の最期を看取り、オリジナルな家族葬で告別の会を催した後、檀家だった寺で墓の解体式を執りおこなってもらいました。原始仏教では、人が死ねば直ちに転生すると考えられています。その輪廻転生論に基づいて瞑想を教えてきた者には、墓も仏壇も無意味なので、母の遺骨は散骨し、私の代で墓を閉じ、檀家を離れたのです。

　最愛の家族が他界し、葬儀やさまざまな後処理もすべて完了すると、自分自身に向き合う余裕が生まれてきます。通常このタイミングで痛切な悲しみが心にひろがり、喪失感や虚しさに襲われるものです。しかし私の場合、母を喪った悲嘆を最小限にできたと感じています。それは、まる二年間、母と起居を共にしながら、自分にやれる介護は全てやりきったという達成感と、日々心の中で告別を繰り返したからだろうと思われます。

　熟した果実が自然に落下していくように、八〇代後半の母が死んでいくのは確実なことでした。日に日に弱り、それまで出来ていたことができなくなり、自然の摂理のまま老い衰えて、死に向かっていく母の姿をスナップ写真のように心に焼き付けていったのです。

　例えば、母と夕方の散歩に出かけ、人影のない神社の境内でひと休みする母の姿を眺めていました。母の頭上には、満開の枝垂桜の大木が枝をひろげ、ピンクの桜花が迫りくる夕闇に刻一刻と鮮やかさを失っていく時の流れを感じていました。認知症の母は桜の木と同じように何も考えていない風情で、黙ってこちらを見ていました。老いて小さくなった母の姿と、色褪せていく枝垂桜が重なり合い、一瞬、落涙感に襲われました。ああ、これも見納めだ、もう二度と見ることがない最後の光景だ…と、無言で別れを告げながら心に刻み付けていました。

大きな風船をバレーボールのように飛ばして、子供のように喜んでいた母の笑い顔も、その後、急速に筋力が衰えて二度と同じ遊びはできなくなり、見納めになりました。

「お母さん、死ぬことが人生最後の大仕事なのだから、きれいに、立派に、明るく死んでいこうね」と毎日のように話しながら共に暮らした二年の歳月…。それは、死の不安や怖れを母からぬぐい去っていくプロセスであり、私にとっては、生きながらゆるやかに死者になっていく母の死を受け容れていく日々でした。

死を受け容れる

三歳の娘がふと手を離れて横断歩道を走り出し、目の前で車に跳ね上げられ、即死するのを目の当たりにした母親は半狂乱となり、癒えることのないグリーフ（悲嘆）が何年も続いたといいます。

一方、小児癌の愛娘に死の宣告が下された母親がいます。この方はその後、娘のためにしてやれる全てのことをやり、残された歳月の一日一日を愛おしむようにわが身をささげ尽くし、悔いのない看取りと葬送ができました。

愛児を喪った二人の母親の悲痛に大差はなかったでしょうが、その後の心の変化は大きく分かれました。掛けがえのない存在を喪ったドゥッカ（苦）は誰でも同じでしょうが、そこから長く悲嘆を引きずる人と、乗り超えて自分の人生を生きていく人を分かつ分水嶺は、〈死の受容〉に尽きると思われます。死を受け容れることができなければ悲嘆が続き、死の事実を認め受容することができた者には、死者との新たな出会い直しがあるのです。

死を受容するポイント

掛けがえのない人の死を受け容れるのに、看取りにまさるものはありません。愛別離苦を乗り超えるのにも、後悔に苛まれないためにも、生前の確執に決着をつけて将来に遺恨を残さないためにも…。ゆるやかに時間をかけて看取りながら、感謝を伝え、謝罪し、よき再生を祈り、存分に別れを告げることです。

私たちの生きづらさや人生の苦しみの淵源(えんげん)をたどっていけば、必ず幼少期からの親子関係に帰着するものです。子は親の介護と看取りをすることによって、共に生きた人生の流れを振り返り、苦の原因を理解し、受け容れ、自己理解を深めながら大きな学びを得ることによって自身の生涯を立派に完結させていくことができると信じます。

不慮の死などによる悲嘆をいかに乗り超えるかのワンポイントも列挙しておきましょう。

★悲しみや怒りや罪悪感などの感情を否定せず、ありのままに受け止めること。
自分の心をありのままに認めないと、心は抑圧や隠蔽にエネルギーを費して苦しくなります。

★泣くこと。
悲しいのだから思いきり泣いて、泣いて、情念を解放しないと次のステップに進めません。

★自分の気持ちを人に話すこと。
話すことによって、悲しみや無念さや怒りの感情が吐き出されます。

また、人に自分の気持ちを伝えようとしながら客観的に見つめ直すことができ、視座の転換がなされて混沌が整理されていきます。
★悪い思い出も良い思い出も共有できる人と存分に語り合い、共感されること。
悲嘆の傷が深い人ほど、共感し丸ごと受け止めてくれる人が不可欠です。身近にいなければ、同じ経験をした当事者の会など。
★悲（カルナー）の心と思いやりをはぐくむ最良の経験ができたと受け止めること。
他者の苦しみに心底から共感できるのは同じ経験をした人です。慈悲の心をやしなう最高の経験ができたことを喜びます。
★故人に感謝すること。
感謝しようと思った瞬間、ネガティブな側面に注がれていた視点がポジティブな方向へ変わっていきます。
★死は誰にでも必ず訪れる自然な現象として受け容れること。
仏教の「無常」について学ぶと参考になります。
★死は単なる終わりではなく、新たな出発の意味を持つこと。
大切な人の死を経験することによって、これからの人生をかけがえのないものにしていくという発想です。ターニング・ポイントになっていきます。

死すべき定め

不慮の死、早すぎる死、無残な死、理不尽な死、許しがたい死、無念な死…。いずれもその死が受け容れがたい不当なものと感じられるからこそ、癒しがたいグリーフ（悲嘆）となって苦しみます。受容しがたいから、死の事実を否定し、それがおかしいことだと分かってもいるのでますます混乱し、混乱するので正しく理解できず、混沌とした悲嘆がさらに深まり固まっていき、時が虚しく過ぎていくのではないかと思われます。

死を正しく理解して乗り超えるために、死の専門家である仏教の業論が助けになるでしょう。あらゆるものが因縁によって成り立ち、原因があって生起し、因果が帰結して壊れていくものがあり、滅ぶべくして滅んでいく…と仏教では考えています。あらゆることが、必然の力によって生じ、否応のない力で滅していきます。

どんな死にも偶然はなく、必然の力に催され、死ぬべくして死んでいくのです。原始仏教の論書（アビダルマ）では、死には四つの要因があると説かれています。

①寿命が尽きて死ぬ。
②業が尽きて死ぬ。
③両者が尽きて死ぬ。
④断業によって死ぬ。

以上の四つが、ロウソクの火に譬えられて説明されています。

①の寿命が尽きる死は、ロウソクの芯が燃え尽きれば火が消えるように、生きものに本来定まった

寿命が尽きれば死ぬということです。人間の場合は最長で約一二〇歳と言われ、それが限界です。単細胞生物は無限に分裂を繰り返しますが、有性生殖をする生物は細胞の分裂回数が定められているので、必ず死ぬように設計されています。

②の業が尽きて死ぬのは、ロウが無くなって火が消えることに譬えられています。ロウソクの芯（寿命）が残っていても、ロウが尽きれば火は消えるしかないのです。ロウは業の譬えです。殺生戒を犯し、生きものの命を多く傷つけてきた人は短命になる業を荷なって生まれてきます。命を大切にしてきた人は自らの命も大切にされる結果、長寿になるということです。

③は言うまでもなく、ロウと芯の両方が無くなって火が消えるように、業も尽き寿命も尽きれば当然死にます。

④は、まだ十分燃えるだけのロウも芯も残っているのに、突風が吹いたり、水をかけられたりすれば火が消えるように、他の業を抹消するような強い不善業があれば、殺されたり、病死したり、不慮の死を遂げることになります。反対に強烈な善業が、短命に終わるはずの生涯を長らえさせることもあります。

仏教の力を借りる

なぜ、こんなに幼くして死ななければならないのか。幼子を残し、自分を必要としている夫や病弱の親を残し、若い母親が死んでいくのも理不尽に見えるでしょう。しかし仏教的観点からは、家族を残して無念にも早逝しなければならない業を持った女性がいたということです。その子供には幼くして母を喪う業があり、夫は人生の半ばで妻を喪い幼い子供と取り残される業を荷なっていただろうし、一人娘に先立たれる業を持った老親がいたということでしょう。起きるべきことは必ず起きてしまうのが、業でありカルマです。何ごとも必然の力で生じ、否応のない力で滅していくのだから、起きたことは全て正しい、とわが身に生起した一切の事象を受け容れていく覚悟を定めるのが仏教を指針とする生き方です。

一切の事象が業の力で作られていくプロセスを「行（サンカーラ）」といいます。「行」は「業」の別名でもあり、諸行無常とは、諸々のサンカーラによって形成されたものは必ず無常に変滅していく、ということです。仏教徒であろうとなかろうと、無常の真理にも因果の理法にも逆らえるものはなく、因縁によって生じたことは受け容れるしかないのです。無常に滅していくものに執着を起こせば、ドゥッカ（苦）に苛まれるしかないでしょう。

死が目前に迫ったブッダが、侍者のアーナンダに言います。

「止めよ。アーナンダよ、悲しむな。嘆くな。私はあらかじめこのように説いたではないか。全ての愛するもの、好むものからも別れ、離れ、異なるに至るということを。およそ生じ、存在し、作られ、破壊さるべきものであるのに、それが破滅しないように、ということがどうしてあり得ようか。アーナンダよ、そのような理（ことわり）は存在しない…」（『涅槃経』）

執着が手放せず、悲嘆のさなかで苦しんでいても、目指すべき方向性が視野におさまっていれば、やがて手本の力で乗り超えることができるでしょう。

（6）新たな出発

死んだ後も忘れられずに記憶の中で生き続けている人たちを「生きている死者」と呼ぶこともできるでしょう。私には「死者は、残された者の心の中で生きていく」という実感があります。母の死後、微細な意識の流れを観察していると、意志決定の瞬間やものごとの受け止め方、連想のドミノの倒れ方など、さまざまな局面で亡き母の影響が感じられ、母は私の中で生き続けているかのようでした。

評論家の中島岳志も「死者はいなくなったのではなく、死者となって存在している。生者には必ず死者と出会い直す時が来る」と書き、東日本大震災の被災者の方々に大きな反響を呼びました。

ある日、中島は締め切りを忘れていた仕事に気づき、過去の原稿を適当にアレンジして書き上げました。送ろうとした時なぜか亡くなった親友の編集者の眼差しが感じられ、「見られている」という気がしました。特に道徳的なことを言うようなタイプではなかったのに、「そんな原稿を送っていいのか！」と言われたような気がしてハッとなったのです。それから思い直して、明け方までかかって納得のいく原稿を完成させました。このことを考察した中島は、「彼はいなくなったのではない。死者となって存在しているのだ。私は亡くなった友人と出会い直したのだ。これからは死者となった彼と一緒に生きていけばよいのだ」と結論したのです。

生きていく死者

掛けがえのない人を喪った悲嘆を乗り超える仕事は、死者を心の中で真の「生きている死者」にすることです。愛執に目が眩めば、愛し合って共に生きていた過去に封印されたまま死が否定され、死者が死者になり切れず、死なせてもらえないのです。死を受け容れないとは、そういうことです。

母が火葬されるまでの三日間、私は母の遺体と共に暮らしていました。真冬の庭石のように冷たくなっても、母の顔は生前の面影を失ってはいませんでした。火葬場の焼却炉の扉が開き、花に埋もれた母の棺を自分の手で炎の中に送り込んだ瞬間、胸が締めつけられました。二時間後、焼却炉の中から現れた母の姿は小さな骨と灰に化していました…。それを眺めた瞬間、母が消滅した！　という印象が駆け抜けていき、私の心は完全に母の死を受容していることに気づきました。つまり、それまでは私の中で母の死は微妙に完成しておらず、真の死者にはなり切れていなかったということです。

死の事実を受け容れないかぎり、死者は「生きている死者」になれず、死者との出会い直しが起きることもないでしょう。人は、肉親であれ歴史上の人物であれ、「生きている死者」と心の中で対話し、導かれ、影響されながら生きていくのです。知的な情報だけではなく、立派な家族が亡くなれば、ご先祖として子孫の手本となり情緒的な拠りどころとなり、やがて氏神として神格化されていくこともしばしばです。先人の文化や知的遺産を最大限に活用した人類だけが生き残ってきたのです。困ったときは、ブッダに訊け。こんなときブッダならどうするのだろう…というのが私の規範であり行動指針です。二五〇〇年経った今でも、ブッダは暗黙の存在として私を導いてくれています。

死者に導かれて

私の立場では、墓石も仏壇も無意味だと申しましたが、墓参や仏壇効果の有効性は信じられるものです。愛する家族の死が受容され、生きた死者となれば、故人の遺影や位牌が納められた仏壇はかっこうの対話の場所になるでしょう。日々、祈りを捧げ、守られている安心感が得られる効果もあるだろうし、悩みを打ち明ける心のカウンセラーにもなり得ます。

霊的直感に優れた人なら、スピリチュアルな存在となった死者とのコミュニケーションもあり得ますが、それは少数派の例外です。大方の人は、内面の自問自答が死者に託されているだけでしょう。それでよいのです。個人としての妄想は、利己的な煩悩にまみれたものがほとんどです。しかるに、生きた死者はなぜか立派になり、私たちの良心を代弁する存在に変わる傾向があります。中島岳志の友人も道徳的なことを言うタイプではなかったのに、倫理的であれ、と中島を諌める存在に変容しています。生きた死者というものは、私たちの善なる側面を炙り出してくれる機能があるのかもしれません。人の目はごまかせますが、常に誰かに見られているという意識は悪しき心を諌め、確実に抑止する効果があるのです。これを「見られる力」と言うこともできるでしょう。

生と死は、切り離すことができない一つの流れです。死を怖れるのは無知のなせる業にすぎません。たとえどこかに転生していてもいなくても、愛する者が死者となって私たちの中に生き続けていくのであれば、喪失を嘆くには及ばないのです。私たちをこの世に生み育ててくれた親の最期を看取ることは、死を乗り超えていくかけがえのない営みです。残された命を輝かせるために、死にゆく者に寄り添い、生きていく死者を自らの中に完成させていく。

それは、最高の人生を全うするのにも、ブッダの悟りへの道を歩み抜くのにも、不可欠だと感じました。同じ人生を生きる人が一人もいないように、介護も、看取りも、死に方も、千差万別であり、手本はありません。ブッダの瞑想に生涯を捧げた者が、どんな死のレッスンをして死と向き合っていったか、その具体的な現場を見ていきましょう。

第一章　翳りゆく母

(1) 母を看取る覚悟

一　私の母はどんな人だったか、と講座で質問をされ、幼少期の記憶が甦ってきた。
母は毎夜、姉と私が眠りに落ちるまで昔話や童話を語ってくれた。

幼稚園から帰宅する子供達のために外勤の仕事を辞め、自宅で洋裁をしながら毎日ラジオの朗読で童話のネタを仕込んでいたらしい。

母の添い寝の夜伽話は、私の自己肯定感の原点になっていたような気がする…。

二　認知症を患った母が八九歳で死ぬまでの二年間、徐々に幼稚園生の娘のようになっていった。
毎夜母が眠りに就くまで、お気に入りの福助人形を使って即興の物語を作り語ってあげた。

一枚の紙を二つに折り重ねるように、かつて幼子に物語を語った母が最期に物語を語ってもらいながら生涯を閉じていく因果の帰結…。

三　母に認知症の兆候が見え始めたときには少なからずショックを受けた。
母が人間として壊れていくのではないか、と気が気ではなかった。

駅の乗り換えがわからず、待ち合わせができなくなる。京王線の駅で息子が待っているのに、JR中央線に乗車してしまう。息子の住所が言えなくなる。昨日のことも、その日の朝のことも、直前のことも記憶できなくなり、急速に短期記憶が劣化していった…。

暗澹（あんたん）たる想いにかられたが、なんとか病状を食い止めようと必死で走り回った。

認知症の進行を抑制するアリセプトの投与を求め、携帯電話に加入し一日に何度も電話をかけて会話量を増やし、日記を書く習慣を定着させ、脳トレのゲーム機に取り組めるよう根気よくサポートした。

母に孤独のストレスを強いて認知症にさせたのは私の責任だ…と自責の念を禁じ得なかった。

四

私が主宰する瞑想合宿のスタッフとして同じ屋根の下で暮らしていても、終日沈黙行が布（し）かれる道場では母との会話はわずかなものだった。

合宿が終われば、母は自分の家に帰り、独居の日々となる。

母に瞑想を教え、毎日修行が終わると必ず電話でインストラクションをしていたが、多忙を極めるようになり、インストラクションが間遠になるにつれ、一年も経たないうちに母の瞑想も自然消滅していった。

独居の寂しさや不安、会話の乏しさなど、母を認知症に追いやった要因も私の責任だが、生来の素直さで毎日サティの瞑想をしていた母の修行を持続させることができなかったとは、なんという先生だ…。

五

仕方がない。

こういうことになったのだ。

起きたことは起きたこととして、ありのままに受け容れていくことを長年教えてきた身である。

すべては私の落ち度に端を発している…と考えれば、介護に全身全霊を尽くして償おうという決意につながっていくだろう。

結果的に手厚い介護を受けることになれば、母の幸福度はそれだけ上がることになり、かえってこれで良かったのだという方向を目指したい。

どのような事態も事実としてあるがままに受け容れて、プラス思考で臨んでいく…。

六

多い時には一年に九〇日、瞑想合宿をしていた時代もあった。

価値ある仕事を息子と一緒にやれることは、晩年の母の最大の生き甲斐となり、買物、調理、洗い物、掃除、洗濯、サプリメントの仕込み…と、九人の修行者の全生活をたった一人で黙々とまかなってくれた。

目を見張ったのは、つぎつぎと業務をこなしていくスピードと静かさだった。

音を消した動画で、急流の流れを見るかのような印象だった。

瞑想を止めてしまった母なのに、瞑想の達人のごとき立居振舞で諸々の日常業務をこなすことができたのは、なぜだったのか…。

七

母は、仕事のパートナーとして息子と一緒に同じ屋根の下で起居を共にできるのを心から楽しんでいた。

若い頃から働き者で、家事の器用さと速度感は生来の資質だったのか。

元来、強い自己主張も愚痴や不平不満も一切ないタイプだったが、瞑想合宿の仕事は善心所をキープしながら取り組める第二の天職と感じていたかもしれない。
人生の最晩年には、老いてなお自分は人の役に立てているという自己有用感が宝になる。

八

コンスタントに合宿スタッフをしていたならば、母は認知症にならなかったかもしれない。八面六臂（はちめんろっぴ）の多角的な脳の使い方を余儀なくされる合宿をしていると、ボケたりしている暇がないからだ。

「認知症になりたくなかったら、よく歩いて、とにかく脳を使うことです」と脳外科医が言っていたのを思い出す。

しかし、たとえ頻繁にスタッフ業務をまかされたとしても、母にはもうそれを全うできる体力がなくなっていた。

記憶の衰えにも逆らいがたく、過去の献立を思い出すのがやっとで、新たなメニューを考える意欲も徐々に枯渇していった。

折しも、外部施設での合宿が増え、一〇日間合宿も往時の三分の一に減少すると、母の独り暮らしの時間は激増していった。

それは、息子と向かい合って食事をし、枕を並べて眠れる情緒の安定と、尊い役割を与えられている充足感を失うことでもあった。

伝承すべきものを後継スタッフに渡すまでは…と、老骨にムチ打ちながら、母は八五歳の夏まで仕事をして引退した。

もし残余の日々が、愛する家族に囲まれた安心感と、家族のために命を燃焼してきた労苦への敬意と、笑いと優しさに包まれたものであったならば、認知症の発症には至らなかったのではないかと悔やまれる…。

九　海馬という短期記憶を司る脳細胞が萎縮することにより、まず記憶が悪くなることから認知症は始まっていく。

昨日のことが思い出せなくなり、その日の午前中のことも、数分前のことも、たった今のことまでもが記憶できなくなっていく。

記憶に障害が出るので、冷蔵庫の中身も食器の置き場所も分からなくなり、認知機能全般に乱れが生じてくる。

不安感や恐怖など情緒の不安定が認知症を進行させる要因であることもよく知られている。

衰えていく身体、劣化していく記憶、能力がボロボロと失われていくことに対する叫び出したくなるような恐怖、孤老の寂しさ、独居の不安、得体のしれない死の恐怖…。

⊙・。・*・・・★・・・*・。・⊙

（2）愛の記憶

一〇　膝を痛め、腰も痛め、動脈瘤（りゅう）も発見された母に付き添い、いくつもの病院に通う日が続いた。

何十年ぶりかで八六歳の母と手をつなぎ、肩を支え、腕を取りながら歩行を介助した。
痛む足腰をかばいながら、駅の階段を一段ずつ足をそろえて昇り降りする母を支えながら、ああ、
こんなにゆるやかな時間を生きているのか…と胸を打たれた。

二

そんな母を支えて立ち止まりながら、幼少期の最も古い記憶が甦ってきた。

三歳頃だったろうか。

捻挫して足首を痛めた私をおんぶした母が、病院からの家路をたどりながら坂道を登っていた。

小さく鼻歌を口ずさみながら、母の手指が私のお尻に微かなリズムを伝えていた…。

私の人生は、この瞬間に、決まったのかもしれない。

三

なぜかわからなかったが、強烈な感動が私の身を貫いていった。

ああ、自分は愛されている。

私の存在は、丸ごと受け容れられている。

私は、ただこうして生きていて大丈夫なのだ。

…言葉にならないそんな直感に、私はえも言われぬ至福の安らぎに包まれて光り輝いていた…。

四

老いて背は丸まり小さくなった母を支えながら、駅の階段にたたずんでいた。

浮かび上がったその思い出に目頭が熱くなり、落涙しそうになった。

これ以上の優しさは出力できない強さで、心のなかで母に慈悲の瞑想をしていた…。

一四　夕闇が迫り、大変だった病院まわりの一日が終ろうとする車中で、母が小さく呟いた。
「今日はありがとう。幸せだったよ」

え！　と思わず母の顔を見た…。

一五　思えば、家族が新緑や紅葉狩りの温泉に出かけるときも、多忙な私はただの一度も同行したことはなかった。
…通院に付き添っただけで、楽しいことなど何もなかったのに、息子が自分のために一日を捧げてくれたことに、母は「幸せ」という言葉を使うのか…。

一六　「お母さん、ここにいて。なんとかタクシーを拾ってくるから」
氷雨の降る駅前の商店街で車は拾えず、やむなく戻ると、母は言われたとおり凍(い)てつく路傍にたたずんでいた。

小さくて素直な子供のように見えて、一瞬、泣きそうな気持ちになった…。

それから一ヶ月が経ち、母の替わりに認知症の名医のいる病院に行き、経過を報告し投薬を受けた。

眩しいほど青く晴れた日だった。

童女の薬を手に入れて帰宅する親のような錯覚がよぎり、氷雨の降る暗い空の下で母を介助した冬の一日を思い出していた…。

一七　鬱病で「死にたい」と洩らしていた無職の男性とつき合い、なんとか再就職までこぎ着けた女性がいる。
少女の頃、鬱病だった父親が自殺された方だった。

悲しみという名の怒りがすべて吐き出されれば、その経験は得がたい宝になる。

傷ついた人たちの心に寄り添い、等身大の優しさの手が差しのべられる…。

一八　受ける喜びがあり、与える幸せがある…。

一九　死んでしまった人には、償うことも恩返しすることもできない。
と、母親の介護ができなかったことを長く悔いている方にアドバイスした。

「見知らぬおばあちゃんでも誰でもよい。自分の親だと思って優しく、手厚く、お世話してあげれば、それで十分償いになり親孝行になります」

してもらったことをして返すのに、遺伝子や血にこだわる必要はない。

ただ受け取ったエネルギーがあり、与えたエネルギーがある…。

二〇　誰から受け取ったものであれ、本当に存在しているのは、業の結果を経験している苦楽の一瞬…。
そして、誰に向かって出力しようとも、苦楽に反応した善き心と悪しき心が、新たな業を未来に作っていく一瞬一瞬…。

（3）憎悪した父の介護

一一　世界中の誰よりも憎み嫌った肉親の看取りもした。
毎晩、病室のソファーに寝て、人生最大の宿敵だった人のオムツ換えを、日に六回も七回もした。

疲労の極に達していたが、静かに、淡々と、なすべきことができたのは、サティ（気づき）の瞑想の効果以外の何物でもなかった…。

一二　サティがほころび、思考モードに陥った瞬間もあったが、不善心が出現することは皆無だった。
ネガティブな心は、もう微塵もなくなっていた。

人生最大の苦しみを与えてくれた方は、ただ黙って、愚か者の眼を、仏教の真髄に向かって開かせてくれていたのだと、理法は腹中深くおさまっていた。

今こそ償いをしなければならない…。

一三　この方は私を導く菩薩の化身なのだと発想の転換をし、糖尿病で痛む脚に日夜マッサージをくり返したこともあった。

しかし末期の肝臓癌で余命いくばくもなくなったそのとき、私を支えていたのはヴィパッサナー瞑想だった。

不快な妄想も善なる妄想も一切の思考を排除し、両手が便に汚れていく感覚に淡々とサティを入れていった。

介護のプロを依頼することもできたが、自分自身の手で手厚く看取ることにより、積年の憎しみに償いをしたかった。

無限の過去世から繰り返してきたであろう因縁の劇に幕を引きたかった…。

二四

「ツマンナイ！」と癇（かん）に障る声が近隣から聞こえてきた。

幼稚園生の頃、私も同じ声を出したのを思い出した。

遊びに行こうとしたが靴ひもが結べなかったので、父親に頼むと断られた。

ツマンナイ！　と駄々をこねていると、「つまらなければ、死ね！」と怒鳴られた。

あの声のトーンが、父を苛立たせたのか…。

二五

私も過去世で息子を怒鳴りつけ、幼い心を傷つけていたのだろう。

その因果が帰結し、不善業がひとつ消えたのだから、ありがたいことではないか。

…と、仏教の業論で因縁が読み解けるまで、逆恨みを続けて新たな不善業をどれだけ累積したことか。

事の本質も因縁も理解できなかった無明の歳月…。

二六　父から暴力を受けたのは一度だけだった。布団から引きずり出され、畳に叩きつけられ、息が吐けなくなった。さらに殴打される寸前、母が身を挺して護ってくれた。母の姿に感動し、暴力の恐怖がトラウマにならなかったのは幸いだった。過去世であまり暴力を振るわなかったお蔭だろう…。

二七　元祖ニートのような父は誰からも見限られ、わが家は本家の祖父に養われており、周囲の大人達は長男の私に期待し「投資」しているのだと幼い頃から見抜いていた。毎年祖父に連れられ、避暑地の温泉で金持ちのボンボンのように一夏を過ごしていたが、働かない父との確執で心は複雑に屈折していた…。

二八　父は家から一歩も出ず、毎日クラシック音楽を聴き、天体観測をして太陽の黒点や星座を記録し、素粒子論を読みながら、親のスネをかじり続けた。私は周囲から期待された自分の役割を察知し、日々こぼれ出る父の小児的エゴイズムと無責任さにムカつきながら、幼くして心理的に自立するしかなかった…。

二九　大人に依存するしかない子供、その大人の望みどおりに頑張るしかない重圧が苦しく、憤りは元凶である父に向けられ、期待する伯父に向けられ、この上なく私を愛してくれた祖父母の善意に満ちた優しい虐待に向けられ、私自身の過去のすべてに向けられた。

自己破壊の衝動が空っぽになるまでの無明の歳月…。


三〇　自分の過去に復讐するような歳月が流れ、負の情念がすべて吐き出されると、生きる力も尽き果てていた。

諸々の因縁により、なぜか不可思議な力に助け出されて、仏教に出会った。

『維摩経』の「自分に苦しみを与えてくる者は菩薩である」の一行に目を射抜かれた。

あの父は、愚かな私を無言で導く菩薩であったか…。

三一　行き倒れのハンセン病者をキリストと見なしてお世話せよ、とマザー・テレサは檄（げき）を飛ばした。
父は晩年、糖尿病を悪化させて毎夜痛みを訴えた。

仏の御御足（おみあし）だと妄想しながら償いのマッサージをした。

その数年後、末期を看取ったときには、日に何度もオムツを替えながらサティを入れ、一切の妄想を排除して事実だけを見ていた…。

三二　父との確執がなければ、真理を求めていくことも、ネガティブ経験を受容する発想に至ることもなかっただろう。
仏教に深く分け入ったのも、瞑想に人生を捧げることになったのもすべて、父が暗黙の原点になっていた。

人は自らの宿業が選んだ親と生育環境の下に生まれ、苦の経験を通して成長する…。

三三

父の存在を受容できず、膨大な怒りと憎しみを放ち続けた歳月…。

業論のセオリー通り、人から激しい怒りを向けられたことが何度もあった。

理不尽と思ったが、愚かな妄想で激怒していた私に当然の報いだった。

苦受を受ければ、因果は帰結していく。

反応し、新たな悪業の種を蒔く愚かさ…。

三四

『維摩経』によれば、賢者と愚者に対する菩薩の指導法は異なり、暗愚な者には、動物をムチで叩きながら調教するように苛酷な手段を取るのだという。

深く心に刺さった。

以来、嫌悪すべき人は私の愚かさを鏡に映す菩薩なのだと見なした。

暗黙の調教師だった父が発端となり、怒りを慈悲で乗り超える修行が続いた…。

三五

自分に苦を与えた相手をゆるす、いや、多くの学びを得たのだから感謝すべきだ。

…この傲慢な発想が、内観の修行をして崩れ去った。

私のエゴ妄想を一貫させるために、父から愛されていた記憶の数々を忘却の闇に封印していたことに愕然とした。

大人がそうであるように、子供も、見たいものだけを見る…。

三六　何事も、そうなるだけの因縁があってのことだ。
　これも必然の力で展開したことではないか…と納得がいけば、たとえどのような現状であろうとも、ありがたいと受け取る発想が浮かんでくる…。

三七　気に食わない。嫌でならない。頭に来る…。
　と、反応している「エゴ妄想」に気づいて、対象化することができれば、憑き物が落ちたように、否定する心が霧消していく…。

三八　頭ではよく分かっていても、結局、自分が同じことをされてみなければ、身に沁みることがない…。
　それゆえに、自分に災いをもたらし、傷つけ、苦しめてくださる方には、心から感謝を捧げるべきである。

　わが身を犠牲にして悪業を作りながら、人生の奥義を教えてくださっているのだから…。

三九　赦（ゆる）せなかった人が、赦せるようになる。
　受け容れられなかったものが、受け容れられるようになる。

　ネガティブなエネルギーが消え去れば、心は静まり、安らかとなり、やがて優しさが発露する…。

四〇　何事にも、やがて、別れの朝がやってくる…。

人の命も、人との関係も、物も、情況も、幸福も、…すべてのものが壊滅していくのは、わかっているではないか。

失われた事実ではなく、かかわれた事実、経験できた事実に感謝しながら、無常を受け容れていく…。

四一　確執のあった父親の介護にも、感傷に溺れそうになる母親の介護にも、マインドフルネスは不可欠だった。
だが、深夜の病室で何度も起こされ、父のおむつを交換する時と同じ迫力のサティは、母に対しては入らなかった。

ネガティブな反応を阻止するサティは必死だが、情愛に対しては甘くなる…。


⦿·。.:*๑◟.:.★.:.◟๑:*:。.·⦿

第二章　母の人柄

（1）童女のような母

四三　年老いて抑制系の脳の働きが悪くなると、ワガママや怒り、猜疑心、吝嗇（りんしょく）などさまざまな煩悩が露わになり、老醜をさらすケースが少なくない。

過去世から継承してきたものと、人生最初期に刷り込まれた「三つ子の魂」がストレートに表出されてしまうからだ。

二年後には九〇歳になる老母の、そんな醜さを見るのは辛いことだろうなと覚悟していた。

しかし、若い頃からとても素直な人だったが、老いて母の心の奥底から露わになってきたのは、思わず胸を衝（つ）かれるほどの無類の素直さだった。

同居を開始して今までまったく見えなかった母の真の姿が目の当たりになってきたが、童女のような可愛さと無垢な心に感動する日々となった…。

四四　なぜ、老母の介護をしながら心地よさを感じるのだろう、と分析した。

ティッシュを取ってあげてもジュースを注いであげても、どんな些細なことに対しても、母は必ず「ありがとう」と言う。

「お母さん、ちょっと待っててね」

「はい」

「お母さん、それは中止して、しばらくこれを読んでいてちょうだい」

「はい」

幼稚園生が先生にお返事するように、母は常に「はい」と丁寧に答える。

…日々の挨拶や話し方など変哲もないごく普通の態度や仕草や表情の重要さを痛感させられた。

心の基本的な波動が表にあらわれ、人に伝わっていく…。

四四　失禁で汚れた母の下着をバケツに入れ、庭の水道で手洗いしてから洗濯機に入れた。
その昔、私が垂れ流したオシメを、母は何度こうして洗ってくれたのだろうか…。

四五　昭和初期の黒い壊れたミシンが画面いっぱいに映った瞬間、ＤＶＤを一時停止にして、しばし母と昔話をした。
戦争が終わり、希望に充ちてはいたが焼跡と闇市の拡がる時代、必死にミシンを踏んで洋裁をしながら子育てをしていた母。

幼い子供が帰宅したとき必ず家にいてあげるために、ミシンの仕事を選んだのだという。

回想が深まるにつれ、しっかりした口調となり、輝きが失われていた母の両眼に強い光が甦ってきた…。

四六　子供を施設に預けて仕事をする親もいる。
親を施設に預けて暮らす子供もいる。

子供を自分の手で育てようとした母が、今、子供の手で介護されながら人生の最後の日々を生きている…。

四七　因果は誰の身にも正確に帰結しているのだが、現象の意味を読み取るセンスがなければ、日々、濁流のように混沌としたまま流れ去っていく…。
なぜ幸福の瞬間に恵まれるのか、なぜ苦渋の日々が続くのか…。

四八　子供も孫もいるのに、家には帰らず、入院先の病院で正月を迎えることにした老女に出会ったことがあった。
病院のほうが、看護師さんたちに優しくしてもらえるので居心地がよいのだという。

世界中の誰よりも強く愛し合い、誰よりも強く憎しみ合うのが家族である。

四九　家族が大嫌いになるのは、共有するものがあまりにも多く、自分と似すぎているからではないか…。
他人からは逃げることができる。

義絶すれば肉親からも離れられる。

しかし、自分をゆるすことができず、劣等感に苛まれ、自己嫌悪にまみれているかぎり、その自分からは逃げることができない…。

五〇　見知らぬ野犬に咬まれればただそれだけのことだが、可愛がってきた飼い犬に手を咬まれれば、反応が激烈になるだろう。

裏切られた無念さ、恩を仇で返された怒り、今までの愛情が水泡に帰したかのような徒労感、信頼を失った喪失感…。

手を咬まれた瞬間の苦受だけで終わらないのだ。

愛情が深ければ深いほどネガティブな妄想がグチャグチャに心に絡まって、憎しみや怒りが燃え上がる…。

五一　濃密な愛が一転、強烈な怒りに変わり、打ち上げ花火のように爆発して終われば結構だが、多くの場合、恨みとなって持続する。
関係が深ければ、思い出の分量も膨大なものとなる。

いきおい、ネガティブなものばかりが自動選別され、良い思い出は封印され、あれも嫌だった、これも気に食わない…と、怨みのエネルギーが我が身を焼く…。

五二　つき合いがなくなれば、情報がリニューアルされることもなく、一度作られたネガティブなイメージはそのまま凍結していくだろう。
そんなある日、突然の訃報が舞い込んでくる…。

すると、その瞬間から、あんなに嫌だと思っていたのに、なぜか次々と美点が思い出され、懐かしい情感に包まれていく。

どの道もう会うことはないのに、生きていると思えばゆるせないが、死ねば水に流せる怨念…。

五三　傷ついた人、落ち込んでいる人、生きる力を失い絶望した人と同じ目線、同じ立ち位置から苦しみに共感する悲（カルナー）の心は、どのように養われるのだろうか。
挫折する。大失敗する。失恋する。打ちのめされる…。

失意のどん底で、身をもって味わう痛切なネガティブ体験が、優しさの原点になっていく…。

五四　愛を与え、慈しむ心を捧げた結果として、無償の愛に育まれる環境がととのい、無類の優しさに包まれる日々となるだろう。
そうして、心のどこかに付着していた悲しみの残滓（ざんし）が完全に溶解していく…。

五五　復讐することもできる。
沈黙することもできる。

共感することもできる。

ボロボロになった人々に手を差しのべることによって、救いようのなかった自分自身を癒やす仕事が完成していく…。

五六　赤ちゃんは、無償の愛をたっぷりもらわなくてはならない。
最高の人生に船出していくために。

最晩年の老人は、無償の愛に包まれて看取られなければならない。

美しい人生の幕引きのために。

最高の来世に転生するために…。

五七　たとえ娼婦の母親であっても敬え、とヒンドゥーの聖者は言った。
初めてまみえる阿羅漢のごとく両親に仕えよ、とブッダも語られた。

煩悩に満ちた凡夫であっても、理想のイメージどおりの親ではなくても、あれだけは今でも赦せない、こういうところが嫌だったと、いろいろあるだろうが、自分をこの世に在らしめてくれたお方ではないか。

覚えてはいないだろうが、最高の愛情で抱きしめてくれた瞬間が何度あったことだろう。

まがりなりにも普通の人間になれた事実が、無限の愛を受けてきた証しなのだ。

どのような親であっても、最高の礼節をもって報いるべきではないのか…。

五八　鰹節とホタテと椎茸のだしに、牡蠣エキスを合わせた豆腐と魚のスープを一口飲み、母は「美味しい」と言って指でマルを作った。
午前も午後も夕食前にも、なぜこんなに眠るのだろうと訝る（いぶかる）ほど昼寝をするようになった昨今だが、急に元気になり、デザートのメロンがとても甘かったので、母の喜びが頂点に達した。

生ごみを庭に埋めてから、母の唯一の楽しみであるオセロの相手をした。

母が負けたが、満足して童女のようにおとなしく就寝した。

残された時間がどのくらいあるのだろうか…。

幸福な最期の日々と最良の死近心のための看取り…。

五九　「はい、お母さん、ＤＳやりましょうね」

スーパーへ買物に行っている間、ゲーム機で脳トレをやってもらう。
こちらが提示したことに逆らうことなく、母は即座に開始してくれる。
着替えも、食事も、入浴も、体操も…。
昔から謙虚で我を張ることのない人だったが、老いてますます顕著になる母の素直さ、性格の良さに、自分の心が真っ黒に思えてくる。

六〇　「お母さん、一緒に暮らせてよかったね。ずっと、独りでがんばってきたからね」と言うと、母は顔をクシャクシャにして嗚咽（おえつ）した。

孤独に耐え、夕暮れ時の寂しさ、夜の独り寝の不安に黙って対峙してきた歳月が脳裡をよぎっていたのだろうか。

孤独への耐性は遺伝子で決まっていると言われるが、何よりも孤独を嫌ってきた母が、独居の愚痴をこぼしたことは一度もなかった。

申し訳なかった…と償いたい気持ちに駆り立てられるが、何をどのようにしようとも、母からいただいた愛情の一億分の一も返せはしない…。

六一　秋の日差しが一日一日短くなっていくように、母の心身の衰えが目に見えるようになってきた。

口筋が衰え、ろれつが悪くなってきたので、「あ・え・い・お・う・あ・お」と滑舌の練習をする。

寝たきりを防ぐために毎日一緒にスクワットをする。

家事の能力を維持するために、必ず台所の手伝いをしてもらう。

だが、日に何度も長時間の昼寝をするのに加え、何か一つのことをするたびに横になって休まなければならなくなってきた…。

誰にも真似のできないスピードで長年合宿スタッフの仕事をしてくれた、あのスーパーウーマンだった母が…と、回想の思考が過（よ）ぎった瞬間、悲しみに胸を焼かれた。

六三

毎日何度も訴える母の腰痛の苦しみをなんとかしてあげたいのだが、整形外科の所見では、もう治しようがないのだ。

レントゲンに映し出されている脊髄の変形はいちじるしく、腰椎も胸椎も前面が短くつぶれてしまい、椎間板もすり減ってしまっている。

骨粗鬆症（こつそしょうしょう）が全身におよんでいるので、曲がった腰や猫背をむりに正そうとすれば骨折しかねない。

人に好かれる優しい性格の母だったが、怒り系の不善業も作ったろうし、庭の菜園を荒らす昆虫に殺生戒を犯したこともある。

老いのドゥッカ（苦）に耐え、住み慣れたわが家で、愛する家族に見守られ安らかに死を迎えて旅立っていく最後の仕事…。

六三　認知症を痴呆と誤解している向きも多い。
人間性が失われ、人格が崩壊していくようなイメージが通念化しているが、間違っているだろう。劣化した記憶力や認知の乱れなど失われたマイナス面に目を奪われ、残存している能力を見落とすので誤った対応になる。

認知症という病名に圧倒されると、ありのままの正しい状態が見えなくなる。

人間の尊厳を傷つけられた失礼な対応に全身で抗議するように、パニック、徘徊（はいかい）、失禁、介護拒否等々の症状が悪化していく。

記憶も認知も判断能力も徐々に壊れていくことに、誰よりも当人が怯え、恐怖しているのだから、現状のまま、今のあるがままの存在を丸ごと受け容れてあげることが何よりも大事だ。

安心してよい。あなたは私たちによって守られているのだと確実に伝えてあげること…。

六四　母の記憶の衰えをなんとか食い止めようと思っていたときは、状態はゆっくりと右肩下がりに下降していたように思われる。
身体の筋肉と同様、脳の神経組織も衰えるのは当たり前であり、病状が進行するなら進行したでよいではないか。

どのような状態になろうとも、母に寄り添って護っていくことに変わりはないのだ、と母をそのまま受け容れる度合いを深めてからの方が安定している。

良好な状態にこだわれば、ネガティブな現状を否定する波動がこぼれ出てしまう。

否定されているものがあると感じれば、真の安らぎは得られない。

良くないものを改善しよう、悪いものをなくそうと考える前に、まず、ありのままの状態を完全に受け容れる重要さを改めて教えられた。

六五　仕事で留守にした翌日、リビングで横になっている母のかたわらに座り、寝顔を眺めているとタイミングよく目を覚ました。
「お母さん」と声をかけると、まばたきをしながらニッコリ微笑んで、手を伸ばしてきた。握手をするのかと右手を差し出すと、母は両手で花束を捧げ持つように私の腕を取り、「よかった…、ひでおさんがいてくれて」と言った。

「だいじょうぶだよ。お母さんが死ぬまで僕が一緒にいるからね。安心して…」

「ありがとう。よかった…」と言って、母は嗚咽した。

赤ちゃんは、安心してお昼寝ができるように守ってあげなければならない。

そのように、今は、母に安心感を与えるのが私の仕事だ。


⦿·。:*๑•:·★·:•๑:*:。·⦿

(2) 死ぬのは怖くないよ

六六　「…お母さん、死ぬときはね、きれいな心で死ぬんだよ。きれいな心で、安らかに死ねば、良いところに再生できるから心配ないからね。怯えたり、恐れたり、不安や恐怖心で死ぬと、悪いところに堕（お）ちてしまうし、きれいな心で死ねば幸せな良いところに生まれ変われるの。

　夜、眠りに落ちると、意識がなくなるでしょう？　でも朝になると、また一日が始まるよね？眠りに落ちるのが死で、翌朝目覚めるのが再生、と考えてみて。死ぬのは、怖くないからね。死んで無に帰するわけではないの。

　死ぬのは、ただの旅立ちなの。

　死ぬ瞬間の心が、次の再生を決める仕組みになっているので、安心して、安らかに死ぬんだよ…」

「ああ、そうなの。死ねば、生まれ変わるんだね？」

六七　「そうなの。死ねばすぐに再生してしまうのだから、上手に、きれいに死ぬのが、人生最後の仕事なの。
　来世でも仏教に出会えるように、光り輝ける仏のイメージをしっかり心に抱いて安心して死ねばだいじょうぶ。僕らが必ず側にいて、お母さんの死に水を取るから心配ないよ」

「お迎えに来る、というけど…」

「お迎えに来ても来なくても、僕らが見守っているからだいじょうぶ。安心して旅立つんだよ。死ぬのは、怖くないからね。来世に生まれ変わるための旅立ちなんだよ…」

六八　素直な幼稚園生のように、母はあっさり死を受け容れていく。

明るい陽射しのリビングに横たわり、外国旅行の計画を立てるように死について語り合った。死後の法名も納得のいくものを自分で決めておこうということになり、二人でアイデアを出しながら考えた。

修正を重ねながら最終的に母が決めたのは、「慈生院妙徳瑞光善女」というものであった。とても良い！　と思いっきり褒めると、母は「そうか」と言って子供のように微笑んだ。

こんなふうに明るく、楽しく、笑顔で死について語り合えるとは思いもよらなかった。

神様がくれたような、不思議な、充実した時間が日だまりの明るさの中に流れていった…。

六九　小刻みに震える手でボタンを掛けきるのに驚くほど時間がかかる母。

背中に引っかかったシャツを自分でおろすことは、もうできない。

靴下を履くのにも介助の手が必要になりつつあるが、どれだけ時間がかかっても、見守って自立を支援していく。

一度人まかせになってしまえば、もう戻ることはできないだろう。

毎日一緒にスクワットをして寝たきりを防ぎ、失禁対策として肛門括約筋の筋トレをする。

迷いの生存を繰り返すことの無意味さと、その生存からの解脱に人生を懸けてきたが、こうして、ただ生きているだけの母に拍手喝采をしてあげたくなる日々…。

七〇　家族に見守られ、良い人生だった…と、幸福を感じながら人生の幕を引かなければならない。

この世に未練を残さないように、経験すべきものを経験し、味わうべきものを存分に味わう…。

だが、存在の世界は無常に変滅し、業の法則にいかんともしがたく拘束され、苦の本質に貫かれていることを悟らないかぎり、無限に続く生存の流れに終止符を打つことはできない…。

七二　息子なら母親と一緒にいるだけで安らぎを覚えるのが当然なのかもしれない。

だが、なぜか認知症になってからの母のほうが、何もせずにただいるだけでも楽しく、不思議な安らぎを覚えて癒されるのだ。

アルツハイマー型の認知症になっていちじるしく失われたのは短期記憶の能力だったが、どうやらセットでエゴ感覚もどこかに落としてきたようだ。

ただそこにいるだけで可愛いと感じてしまうのは、生来の素直さと無邪気さがいちだんと露わになったこともあるが、もともと少なかった不平不満・愚痴・ワガママ・言い張る・怒り・慢…などの不善心所が、認知症とともに影をひそめてしまったからだろうか…。

七三　夕食後の片づけがいつもより遅れてしまい、庭に生ごみを埋めようと廊下に出ると、パジャマ姿の母に声をかけられた。

「お先に寝るよ。おやすみね」

「え？　オセロやらないでいいの？　一回だけやろう。お相手するよ」と言うと、母はロレツの悪くなった小さな声で「ほんと？　やろう。やろう」と、とても嬉しそうにニッコリした。

一瞬、胸を打たれた。

唯一の楽しみであるオセロをこれほどやりたいのに、私が忙しそうだと察知すると、けっしてうるさくせがんだりはしないのだ。

私の提示するどんなことにもまず逆らうことはなく、聞きわけのよい幼稚園生のように素直にしたがい、何かを強く要求することもない。

…施設には入りたくない、この家で死にたい、というただ一つの例外を除いて。

七三　夜、「ああ、今日も一日無事に終わってよかった…」とおだやかな表情で、母が独り言を言っている。
歳月の流れを感じた。

「（大事な）鞄がない！」と、恐怖におののいたような表情で就寝前に叫び出し、パニックを起こしたことが一度だけあった。

半年前に同居を開始した直後だった。

逆らわずに、問題の鞄を探し出し、黙って差し出すと、現物があればやむを得ないという感じで興奮がしずまっていった。

日に日に失われていく記憶と認知の乱れが自覚されるがゆえに、不安が極度に募っていったのだろうと思われた。

金銭の管理も、食事の献立も、自分がいま何をなすべきかも、日増しにわからなくなっていく怖れと、孤独感と将来への不安のただ中にいた母…。

七四　短い距離なら休み休み歩くことができるし、食事摂取もなんとか一人でやれているが、洗髪も爪切りも着衣も…介助される項目が日増しに増えていく母。

唯一の楽しみであるオセロも、自分が白だったか黒だったか、何度も分からなくなる。

認知症の進行を遅らせ、寝たきりにならないために、なんとか現状を維持しようと一日一日懸命に生きているが、どのような死を母は遂げていくのだろうか…。

たとえ完全介護の状態になっても、親だった人がまだ生きてくれている事実は重く、尊く、かけがえがない…。

七五　無償の愛を与えてくれた親も、さまざまな確執があった親も、その親との関係を通して自分のすべてが作られてきたのだ。

親を受け容れられない者は、自分も受け容れてはいない…。

七六　存分に愛されてきた者には、愛されなかった者の悲しみや寂しさを心底から理解することはできないだろう。

愛されなかった悲劇の結果、深く心に残った傷痕のゆえに、万感の想いで他人の痛みに共感できる「悲（カルナー）の瞑想」が捧げられていく…。

七七　二〇年前の父の介護は、毎日戦場におもむくような覚悟がなくてはできないほど苛酷だった。

介護疲れでボロボロになっていたが、サティの瞑想をよすがに、淡々と、冷静に、なすべきことをやり抜くことができた。

自然に発露する情動に無自覚であれば、煩悩の反応が自動的に立ち上がるように設計されているのが人の心だ。

　ダンマに則して自らの心を律していくために、サティの瞑想がある…。

七八　階下におりると、ちょうど母が昼寝から目覚めようとするところだった。
枕元に座って眺めていると、母は眼をしばたたき、私を確認すると微笑んだ。

目が醒めてまだ意識がハッキリしないこんなときにこそ、本音が出やすいだろうと思い、訊ねてみた。

「お母さん、死ぬの、怖い？」

　すると母はおだやかな優しい声で答えた。

「怖くないよ」

「え!?　死ぬのが、怖くないの？」

「だって、死ぬのは、眠りに就くのと同じだから…。夜、眠りに落ちていくと意識がなくなるでしょう？　そのまま目が覚めなければ、それが死じゃない…」

「偉いな！…驚いたね。わかってるじゃない、お母さん」

「永久（とわ）の眠りに就く、と昔から言われてるしね…」

七九　何でもすぐに忘れてしまう病なのに、死についての会話を母は覚えていたのだ。
「…八八年も生きたし、子供たちも立派に育ってくれたし、もうやることもないから、後は死ぬことが最後の仕事だよ」

楽しかった昔の思い出を語り合うような、静かな安らいだ口調だった。

「もっと若ければ生に執着するんだろうけど、わたしは、充分、生きたよ」

いつ頃から母はこのような達観した境地になっていたのだろうか。

驚きを禁じ得なかった。

悲壮感も、投げやりな感じも、ネガティブな印象はどこにもなく、現状に満ちたり、やがて訪れるだろう死を確かに受容しているように思われた…。

八〇　死を受容する母の達観に触れ、同居を始めた私の目的の一つが果たされたように感じた。満ち足りた感覚が拡がっていった。

「お母さん、これ、とてもいい本だから読みなさい」

今が絶妙のタイミングだと思われたので、母に一冊の本を勧めた。

納得できる死の教科書として評判の高かった『死に方のコツ』（高柳和江著、飛鳥新社）。

帯には、「死ぬのが怖くなくなる101のはなし」と書かれている。

瞑想の生徒さんが私にプレゼントしてくれた本だった。

死ぬことがどういうことなのかを正しく理解し、死を静かに受容し、きれいな心で最期の瞬間を迎えるための参考になるだろう。

身体介護はプロに任せることもできるだろうが、人の終末期の心のケアは、恩愛を受けてきた者が感謝と敬愛の念を捧げながらやるべきではないか…。

（3）エゴが抜けていく認知症

八二　よく晴れた秋の一日、母の米寿の祝宴を張った。
「これが最後だから、米寿のお祝いをやってね」と何度もくり返し頼まれていたので、周到な準備をしてその日を迎えた。

「今日は何をするの？」と母が訊ねる。

「今日は、ホテルでお母さんの米寿のお祝いをやるんだよ」

「え！　ほんと!?　ありがとう」と母は泣いて喜んだ。

一〇分も経たないうちに、また同じ質問をする。

同じ答えを返すと、母は涙を浮かべて全身で喜んでくれる。

何度でもその瞬間、新鮮な喜びと感動を繰り返すことのできる認知症も悪くないではないか。

悲しみや怒りではなく、感謝と喜びの反復に導く…。

八三　記憶力が悪くなり、何でも忘れていく病だが、夕方、私が買物に出かけると門灯に電気を点けておくのを忘れたことは一度もない。

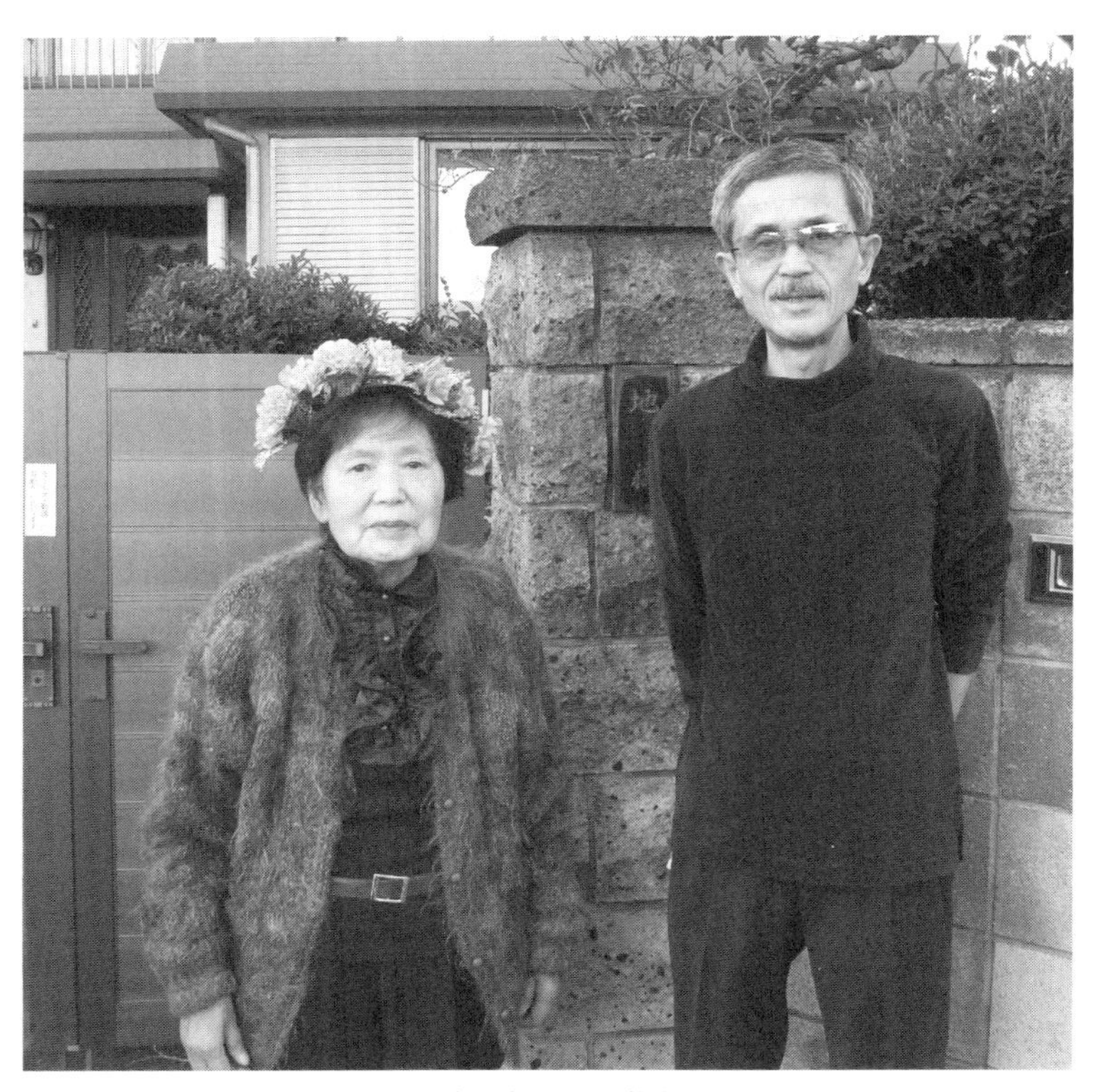

米寿の朝　母と著者

夕食後、食器を洗っていると母がやって来て、「悪いねえ…」と済まなさそうに言う。

「何、言ってるの…。電気毛布、電源入れといたからね」と言うと、母は声を詰まらせて「ありがとう」と嗚咽する。

母がヘルパーさんからも誰からも好かれるのは、こうしたさりげない配慮と「ありがとう」と「はい」の返事を忘れないからだろう。

料理が美味しければ必ず「おいしいねえ」と言葉にするが、まずい時にはただ黙っていて、決してダメ出しをしない。

昔からそうだったが、認知症になってからは特に、批判も悪口も不平も不満も…否定語をいっさい口にしないことが好感を与えているのではないか。

教えられるばかりで、私などには、及びもつかない…。

八三

今でこそ無邪気で穏やかな表情に安定してきたが、八ヵ月前に同居を始めた頃の母は、私が東京や大阪へ仕事に行くのを理解できなかった。

「この家で、お母さんが死ぬまで一緒に暮らすからね」と説明するたびに泣いて喜ぶのだが、すぐに忘れてしまい、「帰るの？…また来てね」と寂しそうな顔で私を見送っていたのだ。

息子と一緒にいられるのはしょせん束の間のことで、自分は孤独に生きていくしかないと頭に焼き付いてしまっているようだった。

認知症の人は皆、とてつもなく寂しく不安なのだ、と専門家は言う。

あなたは一人ではない。私たちがあなたを必ず守り抜くから、何も心配はいらない…。

何度でも力強くそう伝えて、心の底から安心しきって情緒が安らぐこと。

それが、認知症対策の第一と確信している…。

八四　認知症に回想法が有効なのも、つとに知られている。
幸せだった時代、楽しかりし日々の、懐かしい追憶が、脳を活性化させていく。

女性には、命をときめかせる「恋ばな」が特に良いという。

ある日、母が心から好きだった初恋の人の名を突き止めることができた。

女学校時代の母の写真が収められている古いアルバムに、出征前の凛々しい軍服姿の写真も残っていた。

「お母さん、Ｇさんに初めて手を握られたときのこと憶えている？」

「覚えているよ」

「じゃあ、初めてキスしたときのことは？」

「忘れた…」と、母は澄ましたような顔で答えて微笑していたが、どこか少女の面影を宿していた…。

八五　長年住み慣れた町だが、歳月とともに区画整理が進み、道路は拡張され新築のビルや駐車場が増え、代替わりした人家は昔の面影をとどめることなく建て替えられていく。
そんな町並みを散歩しても、母にとっては知らない町をさまよっているのも同然である。

シルバーカートを押しながら、「どこを歩いているんだか、わからないよ」と浮かぬ顔で訊ねることもしばしばである。

しかるに、昔のままの店舗や旧家、時間が止まったかのような廃屋の多い上町を散歩すると、母の表情が活き活きしてくる。

「お母さん、ほら、ツクバネ万年堂、憶えてる?」

「憶えてるよ。昔のままだね…」

「この道を歩いて、毎朝、小学校に通ったんだよ」

「そうだね…」

新しいことを覚えられなくなった認知症の老人が、住み慣れた故郷で暮らすことの意義を改めて感じた。

思い出を語り合いながら散歩する回想法…。

八六

機械音痴の母は、ビデオの予約はおろか携帯電話の操作も苦手で、ラジオのスイッチを切り忘れて電池を空費させてしまうこともしばしばだった。

そんな母に脳トレゲーム機など使えるわけがないと誰もが言ったが、諦めずにサポートしてなんとか教えることができた。

一人暮らしの母にきざし始めた認知症の進行を食い止めようと必死だったからだ。

同じまちがいを繰り返してはつまずく母に何回電話サポートをしたか数え切れないが、おかげで脳トレゲーム機は母の楽しみの一つとなり、開始すると一、二時間は夢中で遊んでくれる。

母を一人にしておける稀有な時間となり、私は仕事や買物に専念できることになった。

諦めずに、必ずできると信じて見守ることができれば、覚えられないことも、伝えられないことも、無い…。

八七　だが、孤独と不安に耐えながらの脳トレに、どれほどの意味があるのか。

愛する人も、信頼する人も、誰ひとり自分に向き合い、寄り添ってくれていなかったら、心も脳も委縮し、凍りつくだろう…。

八八　非は自分にあることに納得がいき、傲慢の鼻がへし折られれば、少しは優しくなれるかもしれない。

お世話になるばかりだったことを忘れ果て、どれほど迷惑をかけてきたことか…。

せめてもの償いに、身を捧げてなすべきことをなしていく…。

八九　新しいことが記憶できなければ、興味が失われていくのも無理からぬことだ。

テレビも音楽も馴染みのないものにはボンヤリしてしまう母だが、一方、長期記憶に納められた遠い日の思い出にアクセスすると、急に脳が活性化してくる。

残存している旧い情報と、入力されてくる新しい情報とをうまく一つにつないで脳全体を賦活（ふかつ）できないだろうか…。

今の一瞬を受け止めるとは、過去の情報群がスキーマ（認知構造）となって新奇なものを迎え撃つ体制なのだから。

九〇「お母さん、一番好きな音楽は何？」

「そうだね…」

「これは、どう？　一番好きかもよ」

ピアノとバイオリンの演奏による「荒城の月」を母と一緒に聴いた。

随所に変奏曲風のアレンジが施されており、別の楽曲と聴き違えてもおかしくはない。

聴いたこともない新しい音楽に対しては興味索然となるはずなのだが、母は聴き入った。

「荒城の月」のモチーフが現れ、新奇な別の曲と見紛う変奏の旋律が展開し、また「荒城の月」のモチーフが再現されて…と、ピアノにもバイオリンにも音楽的な新旧の情報が混在した音の流れにしばし聴き惚れ、終了すると「いいねえ…」と少女のように感情を込めて呟いた。

植物人間のようになった認知症末期の患者に対しても、音楽療法は有効だという。

九一「はい、お母さん！」と言いながら、百円ショップで購入したピンクのビニール・ボールを、居間の座椅子に座った母に投げる。

すると、笑いながら両手で受け止め、投げ返す。

くり返しているうちに笑顔が普通の顔にもどってくる。

「では、大きい声で！　あ・え・い・お・う・あ・お！」

口筋が衰え日増しにロレツが悪くなっていくのを阻止するために日課にしている滑舌のプログラムを加える。

「あ・え・い・お・う・あ・お…」とレロレロの発音で必死に唱えながらボールを受け止める母。

「はい、もう一度言いながら、投げ返して！」

自分のレロレロの発音に大笑いしながらボールを投げ返す。

「次は、か・け・き・こ・く・か・こ！」

二人でゲラゲラ笑い続けながらのボール投げは、運動機能、反射神経、滑舌との二重課題の処理など、脳活動が全体的に赤く発火していることだろう。

「荒城の月」やゲーム機など及びもつかない認知症リハビリ・プログラム…。

九二　認知症になる前の従来の母よりも、認知症になってからの母の方がもっと好きになっている自分に気づいた。
なぜなのだろうと考えた。

決定的なのは、母のあまりの無防備さ、素直さ、ハカライのなさ、赤ちゃんのような可愛らしさ…など、認知症がもたらしてくれた天然系の無我感覚のゆえである。

エゴも我執も、左脳の思考プロセスから生じてくる証左と言えるのではないか…。

九三　若い母親が赤ちゃんを守ろうとするように、どんなときにでも無意識に母を護ろうとしている自分にも気づいた。
いつ転倒するかわからない足取りを見守り、髪を梳(と)かし、爪を切り、腰を守るサポーターや衣服の着脱の介助をしていると、保護者的な感覚や親心を強く刺激される。

また、素直におとなしくしてもらっている母の態度が、まるで童女のようなのだ。

ただ老いただけであったなら、老衰した体の中にはこれまで通りのエゴを持った心が納まっているのだから、基本的に普通の成人と同じスタンスを取るだろう。

母の認知症は、明らかに私と母との距離を縮めてくれたようである。

九四　黙ってただそこにいるだけなのに、なんとなく優しいおだやかな感じがするのは、怒りの少ない人に共通の特徴だろう。
何を話しかけても母が否定語を使うことはなく、必ず「そうだね」と肯定の言葉から始まる。

情緒が安定してきた昨今では、不安や恐怖や怯えなどの内向性の怒りの心もまったく見られない。

認知症になってからは特に、黙っていても、話していても、いつの間にかこちらが癒されていることに気づいて驚く。

人に好かれ、愛されるには、「対象を嫌う心」を一掃していくことではないか…。

九五　記憶と認知に深刻な障害が生じる認知症を、「痴呆」と同一視する人も少なくない。
智慧を重んじる仏教の立場からも、認知症という病は致命的な疾患にも見える。

『あのスーパーウーマンだった母が…！』と、昔の面影を重ね合わせていた時には、母が壊れていく…という焦慮に駆られていた。

しかし、母と同居を始めてから、現在の母とかつての母を比較するのをきっぱりと止めたのだ。

たとえどのような状態になろうとも、私の母をしてきてくれたお方ではないか。

ただ、ありのままに、一瞬一瞬の母のすべてを受け容れていったとき、母の可愛らしさが輝いて見えてきた…。

九六　布団を干さなくてはと母の寝室に入ると、本棚の端に下着が丸められているのに気づいた。尿失禁をした後の処理をどうしてよいのかわからず、置いたものらしい。洗濯機の中に入れるか、屑カゴに捨てるか、そんな判断もできなくなっている…と絶望的な気持ちになることもできる。
だが私は、小鳥や犬などが生活用具を思いがけないところに運んで置いたままになっているのを発見したような可愛らしさを感じた。

現象は常に、ただありのままに起きているだけであり、それをどのように受け止め、どのような印象が心に形成されていくのか…。

九七　心の清浄道にとっては、ネガティブな煩悩反応で心が汚れるのか汚れないのかが問題だ。心がきれいになっていくのであれば、サティが入ってもよいし、入らなくてもよい。なぜ、何のためにサティを入れ、マインドフルでいるのか…。

九八　尿で汚れた母の下着を、庭のバケツですすぎ洗いをしてから洗濯機に入れる。汚れたものを洗うために、手はあるのだ。
サティを入れて一切の妄想を止めれば、淡々と確認されていくただの動作にしか過ぎない。

◉｡:*๑•:•★•:•๑*:｡◉

（4）優しさの源泉

九九　末っ子だった母は、優しい姉たちや両親から可愛がられ、愛されてきた。そのせいか、人の好意や優しさを受け取る態度が自然で、素直で、悪びれたところがない。してもらって当然という傲慢さや尊大さは、微塵もない。甘えたり、媚びたり、直球で要求したりすることも、まったくない。なよなよしていたり、か弱い感じがするわけではないのだが、なんとなくしてあげたくなる雰囲気があるのか、見知らぬ人から思いがけない好意や親切をいただいた逸話も少なくない。

何ごとも経験が豊富か乏しいかで上手と下手、プロとアマの差異が生じるように、やさしく愛されてきた経験が多ければ、水が流れるような自然さでやさしさを受け取ることができるのではないか…。

一〇〇　もう何年も前のことだが、合宿が始まる前日、上京した母と駅から徒歩数分のレストランで待ち合わせをした。

母は、何を勘ちがいしたか、西へ向かうべき駅前の大通りを北へ向かって歩き出してしまった。

行けども行けども目的地のレストランは現れない。

困って、家路を急ぐサラリーマン風の人に道を訊ねた。

すると、「自宅がすぐそこだから、ちょっとお待ちください」と言って、なんと鞄を家に置くや、自家用車に母を同乗させて私の待つレストランまで母を送り届けてくれたのだという。

それなりに善行を重ねた母の徳の力なのか、人の善意に自然にスイッチを入れてしまう母の純朴さなのか…。

――自分の考えを屈託なく表現できる能力は、甘え上手の末っ子キャラから生まれやすく、いきおいそれは「慎み深さ」や「謙虚さ」とは矛盾する。

多くの方が母の「謙虚さ」を指摘するが、末っ子だった母はそれをどこで身に付けたのだろうか。厳格で怒り系だった舅、難しい性格の姑、義理の兄と兄嫁、その幼い子供たち、甘やかされて育った小姑、使用人、等々が同じ屋根の下で暮らす家に嫁いだ母は、姑にスポイルされた夫との間に二人の子を設けて、私が三、四歳になるまでの歳月、そんな大家族の複雑な人間関係に日々シゴかれていたのだ。

認知症になっても失われない母の返事の良さや謙虚さは、天然のものではなく努力の末に体得したものだったのかもしれない。

人に好かれる母のキャラクターは、やさしさや愛を素直に受け容れる能力と、エゴを抑制して謙虚につつしむ能力との絶妙なバランスに由来するのか…。

一〇二　買物から帰ると、失禁したらしく母が着替えの最中だった。

一瞬、身を潜めるような反応をしたので、母の方は見ないで「汚しちゃったの？……大丈夫だよ。平気、平気」と、できるだけ優しい明るい声で、何事もなかったように言った。

「おしっこ？」

「うん…」

「そう。股引とズボンは大丈夫だった？」

「ちょっとだけだから」

「ああ、よかったね。だいじょうぶだよ」

安心したのか、悪びれずに母も着替えを続けた。

嫌悪や非難や蔑みなど否定的な波動をチラとでも感じれば、その瞬間、深く傷つくだろう。

平然と、やさしく受け容れてあげれば、心を痛めることはない。

一〇三　認知症の母の物忘れも失禁も、完全に受け容れているので、ネガティブな感情が動こうはずはないのだ。

反応系の心が確定しているので、サティが入っても入らなくても、静かに、優しく、淡々と対応することができる。

それが認知症の患者の心に、安心感を与えるはずだ。

どんなことであれ、起きたことは起きたこととして、ありのままに受け容れることができれば、人は優しくなれる…。

一〇四　相手が普通の人だったなら、どうだろうか。

いや、普通以上に才能のある人や優秀な人が、何度も同じミスや失敗をくり返したなら…。

認知症の人と同じように、起きたことは起きたこととして、平然とありのままに受け容れることができるだろうか。


一〇五　できるはずだ。できて当然、という気持ちがあれば、粗相や失敗を受け容れるのが難しくなる。

コンプレックスが強く、才能の乏しい人に何事かを教える立場に立ったとき、何度くり返してもできないことを叱責したのでは、秘められた力を開花させることはできないだろう。

ネガティブな事象をありのままに、やさしい心で受け容れることの大切さを、母に教えられた…。


一〇六　母は二〇歳の頃、小学校の代用教員をしていたが、当時の教え子の方から電話があった。

母を「先生」と呼び一貫して慕い続け、毎年お歳暮も欠かさず送ってくださる書道師範の婦人だった。

母の現状を伝えると、「小学二年でお会いして以来、わたしは先生のことが好きで、好きでならなかったのです」と言い、昨年母と別の教え子と三人で小旅行を計画していた話などをされた。

母に受話器を渡すと、「Hさん…!」と母は絶句したまま顔をクシャクシャにして嗚咽し、やがて号泣に変わった。

「先生!…先生!」と受話器から小さく漏れてくる声を耳にしながら目頭が熱くなった。

老いて認知症を病む母にとって、どれほど嬉しい出来事だったろうか…。

一〇七　ちょっと長いかな…と不審に思い、洗面所に行ってみると、果たして母が着替えをしている最中だった。

手に便が付いているので「お母さん、新しい下着が汚れちゃうからシャワーを浴びましょう。ちょっと待っててね。今、お湯が出るようにするからね」

体をきれいに洗い着替えてもらっている間に、便の付着した下着をビニール袋で処理し、汚れたズボンや股引、トイレのスリッパなどを庭のバケツで洗ってから洗濯機を回した。

どうやらトイレでズボンを下ろすのが間に合わず、失禁したらしい。

便で汚れた床やドアを拭き、洗濯が終ると、もうお昼だった。

さっぱりした母は、コタツで穏やかにしていた。

過ぎ去ったことをいつまでも悔やんで心を痛めないのが、認知症の良いところだ。

もう何も覚えてはいないが、一人で何とかしようと絶望的な想いに打ちのめされていた瞬間の印象が、薄っすらと心に降り積もっていくのかもしれない…。

一〇八　日増しに自信を失っていく母の寂しさは、いかばかりだろうか。

歩くのも、食べるのも、手を伸ばすのも、あらゆる動作がナマケモノのような緩慢な動きとなり、牛乳の紙パックを開ける力もない。

洗面所のお湯が出ないと言って子供のように泣いていたのは、ガスの電源を点けることもわからなくなった絶望と混乱の涙だったのかもしれない。

今まで出来たことができなくなって涙をこぼすたびに、まだできることを喜ぶように発想の転換をうながし励ましてきた。

今朝の失禁は忘れてしまったかもしれないが、新しいことが覚えられず、記憶が失われていく恐怖が母の自信を奪い去っていく…。

一〇九　「先生」と呼んで慕ってくれる教え子の声を聞いた瞬間、絶句し、号泣した母の心がフォローできたような気がした。

優しさも、懐かしさも心に沁みたであろう。

だが、老いて何もできなくなった自分に敬意を払い、「あなたはまだ価値ある存在だ。私にはかけがえのない人だ」と認めてくれた人がいたことに心を揺さぶられたのではないか…。

一一〇　若い頃はどんな暮らし方をしていたのですか、とケアマネが母に訊ねた。

保健所に勤務するキャリア・ウーマンだったことに興味を持ったのか、三〇代の男性ケアマネは巧みな質問でつぎつぎと話を訊き出していった。

徒歩五、六分の職場だったので毎日自宅にもどって昼食をしていたことや、水戸へ出張に行ったエピソードなど、期せずして素晴らしい回想法になっていった。

座椅子に腰をかけ、一つひとつ丁寧に答えていく母は終始、おだやかな微笑みをたたえていた。

自分の人生の輝いていた時代をはからずも振り返ることになり、また、感心したようにうなずきながら聞いてくれる人の存在がよほど嬉しかったのだろうか。

身体の老衰がつとに進み、粗相も物忘れもいや増す心の黄昏とは打って変わって、カーテンが開け放たれたリビングには、若々しい午前の陽光が燦々と降り注いでいた…。

二

和やかに母との話を終え、ケアマネが辞去しようとすると、母も超スローな動作で玄関まで見送りに出た。

そしてゆっくりと身を屈め、若いケアマネの靴をそろえた。

「あ、いいです。いいです」と、背後からあわててケアマネが制止した。

記憶がボロボロ失われ認知も乱れ、体力が急速に衰えて、自分一人では上着の袖も通せなくなったことに子供のように泣く母だが、こうした配慮を司る脳細胞は昔と何も変わってはいない。

夕方になるとほぼ毎日買物に行くが、門灯が暗いままになっていたことは一度もないのだ。

そんな心配りなど忘れて当たり前の病気であればなおのこと、わが家に近づき、明かるい灯が見えてくると、私の胸にもポッと温かいものが灯る…。

三

幼かった頃、母の生まれ故郷に何度も遊びに行ったが、祖母は孫の私たちをいつもやさしく可愛がってくれた。

奥の座敷には、脳溢血で全身不随となり口もきけず寝たきりになった老婆がジーッとこちらを眺めていた。

祖母の実家の近くの納屋に放置され、食事も満足に与えられないような有様で、あまりの悲惨さに見かねた祖母が引き取って面倒を見てあげていた方だった。

祖母は毎日三度のご飯を食べさせ、日に何度もお下の世話をし、汚れたおむつや衣類をたらいで洗濯していた。

長い間、遠い親戚なのかと思っていたが、血の繋がりはなかったのだと知り、ショックを受けた。

自分の親の介護すら避ける人が少なくないのに、なぜそんなことが七年間も続けられたのか。

幼い私の目に、尊い介護の姿を焼きつけてくれていた祖母を思い出し、涙が止まらなかった…。


一三 落涙を禁じ得なかったのは、祖母と同時に、あの寝たきりの老婆の生涯へ思いが馳せていたからだった。

野垂れ死に同然で納屋に放置されるまで、どんな人生だったのか。

テレビもパソコンも車椅子も介護技術も何もない時代に、誰ともコミュニケーションを取れず、ただ布団に横たわったまま粗食を食べ排泄しているだけの七年間…。

意志表示する体と口が全面的に不随であっても、心も意識も普通に機能していたのであれば、日々、何を思いながら生きていたのか…。

行けば必ずこちらを食い入るように凝視していた、あの眼が忘れられない…。

一四 母が女学生のときに亡くなった父親も優しい人だったと聞いていたが、父親と母親はどちらが優しかったの？ と訊いてみた。
すると、「お父さんの方がずっと優しかったよ」と言下に答えたので、面食らった。

あの祖母よりも優しかったとは、どんな人だったのか。

では「そのお父さんの両親、祖父母はどんな人だったの?」と、さらに訊いてみた。

すると、優しかった父親よりも祖父の方がさらに優しく、その祖父よりも祖母はもっと優しかったのだという。

では、母方の祖父母はどうだった?と訊くと、父方の祖父母とは比べものにならないほど優しく、特に母方の祖母が最高に優しかったという。

母は、四人の祖父母の誰からも、一度も怒られた経験がない。

なるほど。

私がこれまでに出会ったすべての人間の中で、誰よりも最高に優しかったのは伯母（母の姉）だったが、六人の子供を一度も怒らずに育てた背景がわかってきた…。

二五

男女六人の子を育てた伯母は、明るくて本当に優しい人だった。

いつお会いしても可愛がってくれ、側に寄っただけで、あたたかい波動に包み込まれるような感じがした。

成人した六人の従兄従妹全員に一人ずつ訊ねてみると、幼い頃も長じてからも母親に怒られたことはただの一度もなかった、という。

そんな子育てがあり得るのか…と心底驚いた。

六人とも母親ゆずりの無類の人の良さであった。

その伯母も晩年に末期癌をわずらい、もう助からないとの報せが入った。

命の灯が間もなく消えようとする病室に駆けつけ、最期まで微笑を絶やさなかった伯母と今生の別れをした。

涙が止まらなかった…。

二六　母の家系をたどると、その血を引いているとはとても思えない自分の真っ黒い心に愕然とする。優しかった祖母や伯母と出会えたカルマもあったが、世界一憎んだ父との確執もあった。優しさの系譜があり、怒りや悲しみの系譜があり、連綿と引き継がれてきた。

「優しい人」「怒りの人」とレッテルを貼るのは、エゴ妄想の所産である。

一瞬の優しさがあり、怒りの一瞬もあり、長く持続することもあり、束の間のこともある…。

⦿.｡.:*ﾟ･:.★.:･ﾟ*:.｡.⦿

第三章　忍びよる死の影

（１）幸福とは…

二七 人生に、意味はない。

人が住まなくなった廃屋の庭一面に生い茂った夏草が、誰に見られることもなく繁殖し秋には枯れ果てていく…。

人類にも、この世界にも、意味のあるものは何もなく、ただ無常に変滅していく命のいとなみがあるだけだ。

もう何もできなくなり、毎日毎日ただ、かろうじて生きているだけの母。

その人生の幕引きに立ち会い、看取ることが最大の仕事になった息子。

本当に、それはただそれだけのことなのだ…。


二八 幸せな、良い人生だったともいえる母の生涯も、戦前・戦中の苛酷な暮らし、大変な結婚生活、戦後復興期の貧しい時代、子育てが終わっての孤独、やっと夢が叶い息子と一緒に暮らせるきっかけになった認知症の最晩年…。

長生きをすればするほど、ともに同時代を生きた仲間にも、友にも、親族にもことごとく先立たれ、一人取り残されていく。

幸せだった人にも、不幸だった人にも、人生は苦に満ちている。

二九　双生児研究などから、臆病になるのも大胆になるのも遺伝子の影響が四〇～六〇パーセントとされている。

遺伝子に組み込まれている資質は、過去世から集積されてきた己の宿業を反映するのかもしれない。

どのような家庭環境に生まれ、どのような人に出会い、どんな出来事に巻き込まれて性格形成がなされていくのか…。

優しさをもらうのも暴力や虐待を受けるのも、とどのつまり己の過去の行為の結果であり、因果の帰結と解釈されるだろう。

人から人へと、リレーのように伝えられていく優しさがあり、連鎖する憎しみがある。

手渡されたバトンは受け取るしかないが、次の人に渡すのも渡さないのも、さまざまな付加価値を付けるのも付けないのも、自らの意志（チェータナー）によって自由に、どのようにでも決められるということ…。

三〇　まだ何の生産や創造にも関われないが、赤ちゃんにとっての一日一日はかけがえのない人生の一コマだ。

人生の終末期にいる老人の一日一日も、かけがえのない人生の幕引きの一コマだ。

脚も手も口も全身の老衰がいちじるしく、麺類を箸で挟んで口元に運ぶことも、口にくわえた蕎麦やうどんをすすり上げることも困難になってきた母。

意味のない人生である。

何もできず、ただ生きているだけ、苦痛がないだけ、安心できる人と一緒にいられるだけでよいのだ。

すくすくと育つ赤ちゃんが希望に輝いて見えるように、今日も一日無事に終わることができたと安堵の表情を浮かべながら、死に向かって人生を完成させようとしている母も輝いている…。

二二

母が読書やゲーム機を始めると、私は二階で仕事をするのが常であったが、今は小型の端末でメールの返信などをして、できるだけ母と一緒にコタツを囲むようにしている。

息子が二階で仕事をしている…と思うのと、たとえ沈黙したまま時間が流れていくだけであっても、姿が視野の中に確認できるのとでは、認知症の母にとっては大きな違いがあるのではないか。

幼いとき、毎日、家の中でさまざまな遊びに夢中になっていたが、洋裁をしながら常に見守ってくれている母親の存在はかけがえのないものだった…。

買物や何かの用事で母が不在だったときを憶い出すと、必ず帰ってくるのがわかっていても、孤独感が幼い胸に迫ってきた。

人生のスタート時に最も大事なのは情緒の安定であり、人生の終末を迎え死んでいく時にも、最も大事なのは見守られている安心感と情緒の安らぎだろう。

二三

人生の終末期での幸福とは、何なのだろう。

なんとか自力で食べ、トイレや風呂場にかろうじて歩いていけるだけでも感謝すべき今となっては、ささやかな幸福感を感じてもらえるのは食事ぐらいしかない。

腕によりをかけ「美味しい！」と母に言わせることに情熱を傾けてきた。鰹節に椎茸、ホタテ貝、海老などを基本に、さまざまな具材のダシさえしっかり取れば、どんなスープも麺類もチャーハンも美味しくなるものだ。果物もデザートもサプリメントも長い時間をかけて毎回完食するのを見守っていたが、いつの間にか母の体重が一・五キログラムも増加していた。

膝に負担がかかるので気をつけてください、と主治医に言われた。

毎食後、歯磨きが終わると倒れ込むように長時間の昼寝に入っていたのも、過食が一因だったのかもしれない。

味覚を通して快感を得たかもしれないが、果たして幸福につながったのか…。

一三

食欲も、物欲も、愛欲も、ゲームにハマるのも、麻薬でジャンキーになるのも…、快感ホルモンが分泌される一瞬の陶酔を求めている。

快感は、幸福の条件の一つではあるが、貪りや渇愛や執着につながりやすく、ドゥッカ（苦）への第一歩となる。

ドーパミンやエンドルフィンなど快感ホルモンの受け皿である受容体の構造上、より強い快感と刺激を求めてエスカレートしていくのを避けることができない宿命なのだ。

「もうよい」と快感を自ら抑制する意志が、真の幸福への道となる。

仏教の専門用語では「サンバラ（抑止）」と言う。

一二四「お母さん、多かったら残していいんだよ。ヨーグルトも果物もお菓子もあるからね」

と言うと、あっさり残すようになったので拍子抜けした。

サンバラが働くためには、煩悩を抑止する意志を持たなければならない。

なぜ抑止しなければならないのか、その意義を理解しなければならない。

暴れまわる煩悩に対抗するエネルギーと努力も不可欠である。

何よりも、わが身の状態をありのままに、正しく気づかなければならない。

母の場合、一瞬一瞬推移していく現状の把握に問題があるのだろうか。

そうであってもなくても、不足を補うのは側にいる者の責務ではないか。


一二五 語り合っていてもよい。

沈黙していてもよい。

何もできなくなってもよい。

ただ一緒にいるだけで、よいのだ。

あなたは大事な人だ、かけがえのない存在だ、と無条件で受け容れられてさえいれば…。


一二六 大勢の人から喝采を浴びても、誰もいない家に帰っていく寂しさ…。

どれだけ多くの人が認めてくれても、自分の存在を丸ごと受け止めてくれるたったひとりの人に心は渇いている。

無条件に受け容れられて満たされるエゴ感覚…。

無我の修行に着手するのは、それからである。

二三七　この期におよんで、母が悟りを開き解脱することはあり得ない。
死後、輪廻を続けていくことは定まっている。

来世は、無我を目指す修行に入れるだろうか。

そのために今、残された日々を心おきなく、見守られ、愛され、受容されている幸福感を存分に味わっておくのがよいだろうという配慮…。

二三八　残された者が死んでいく人にできることは、死ぬ瞬間の心が安らかになるような環境設定である。
この世で最後に業を作る心を「死近心」と言い、その心が善心であれば善い再生になると言われているからだ。

死を怖れず安らかに死んでいくことは何度もレッスンしてきたが、さて、死後どこへ再生するのだろうか。

原始仏教では、死の直後に地獄・餓鬼・畜生・阿修羅・人間・天（神々）のいずれかの領域に否応なく再生する六道輪廻が説かれている。

人間と神々の領域以外に再生したのでは、とても修行どころではない。

神々が住む天界は二六層の多層構造になっていて、上位二〇層に転生するためには、瞑想修行に専念し、サマーディの第一段階（初禅）以上の境地に達していなければならない。

母が、この領域に再生する可能性はゼロである…。

二九　その下の第二一層から最下層まで六層の天界は「欲楽天」と呼ばれ、眼耳鼻舌身の知覚情報を享(う)け楽しむ領域である。

膨大な善業の集積による因縁の力で輪廻していくのだが、そこでは常に喜びを感じ、いつでも楽を受けられる極楽世界のようである。

至福の世界で圧倒的な楽受の日々が続けば、苦の本質を洞察する智慧は生まれにくい。

そもそも苦受が無きに等しいのに、苦から解脱しようとする修行へのモチベーションが生じるだろうか。

快美な生活を途方もなく長い歳月に渡って堪能するのである。

業が支配する世界なのだから、そこへ転生したければ、衆善奉行に徹してありとあらゆる善行を積む以外に道はない。

母は、欲界の天に再生できるほどの徳を積んできただろうか…。

三〇　神々として極めて長い寿命を得るが、しかし天界に留まれるだけの業が尽きると、神々に死期が近づいたときの五つの兆候（天人五衰）が現じて、次の再生に向かって堕ちていかなければならない。

どれほど長く堪能した快楽も、終わった瞬間、一炊の夢と化してしまうのだ。

天界から輪廻していく苦は尋常ならざる激越なものだといわれるが、いずこに転生しようとも恐ろしい苦に満ちた世界へ下落していくしかない。

苦しみも苦しむ人もいない天界では、善行を重ねて徳を積むチャンスはなかったのだ。燃料をガンガン燃やして暖房を使い続けるように、徳がスッカラカンになるまで費消したのだから、今や無一文で荒野に立ち尽くさなければならない。

仮に、母が欲楽天に再生できたところで、やがて必ず、身も細るようなこの日を迎えるのだ…。

〈三〉 睡眠時間が三時間の日は、一〇分間程度の短い午睡を一、二回取るのが習慣になっている。その日も眠気が来たので、母がスヤスヤと眠っている居間のコタツに私も静かに身を横たえた。するとその瞬間、母は私の存在に気づいたらしく、ナマケモノのような緩慢な仕草で、私の布団を掛け直し、すぐにまたスヤスヤと寝入ってしまった。

認知症を病む八八歳の母が、睡眠が一瞬途絶えた半覚醒状態で、反射的に反応したのだ。こうした最深層の心に、慈しみの心が、悪を避け善をなす心が、守戒の心が、反応パターンとして組み込まれているだろうか…。

〈三〉 朝日カルチャー講座と関西瞑想会の仕事が終わり、雪が降り始めた夜道を歩いて帰宅した。母の夕食の世話をしてくれたヘルパーさんがちょうど帰っていくところだった。母を入浴させ、風呂上がりの母とコタツでしばらく話をした。

「お母さん、幸せ？」

「毎日、どうということなく過ぎていくよ…」

「え？　幸せではないの？…じゃあ、どんな風だったら幸せなの？」

愛する人、信頼できる人が一緒にいてくれれば幸せであり、今は幸せである、と語ったが、笑みを湛えての積極表現ではなく、寂しげにも見えた…。

一三三　牛乳を入れたかぼちゃの味噌汁が美味しい、と微笑む母は幸せそうである。
だが圧迫骨折の痛みに、全身の筋肉の衰えが激しく、自力歩行がギリギリ可能の状態では体で楽しめるものはほとんど無い。

記憶力も認知能力も下降線をたどるのを食い止めることはできず、大好きだった大河ドラマもストーリーが追えなくなり、ほとんどのテレビ番組に興味が失われつつある。

同じ時代を共に生きた人々が次々と姿を消し、その記憶も徐々に曖昧となり、失禁しては泣き、ズボンが上げられないと泣き、ロレツが悪く思うように話せないと泣く日々である。

幸せだと言う母の言葉に嘘はないのかもしれないが、深まっていく老いの悲しみ…。

一三四　かつては自在にできた諸々の能力が、次々と失われていく…。
その事実に耐えられず、母は泣くのだ。

そのたびに慰められて納得するのだが、新たな次の喪失感に打ちのめされてはまた涙をこぼす。

住み慣れた自宅で、愛する家族と共に過ごせる最後の日々は、母の切望していた理想ではなかったのか…。

だが、手に入れてみれば、幸福以上に、いかんともしがたい悲しみがあった。

老いの先には死があり、死の先には再生があり、新たな人生には束の間の幸せと、数多の苦が控えている…。

一三五

幸福を求めることの、救いようのない虚しさ…。

自立を諦めていないからこそ、不甲斐なさに涙をこぼすのだ。

「お母さん、はい、スクワットやりますよ。…ラジオ体操やりますよ。…階段踏みやりますよ」と提案されれば、しんどくても、必ず応じて一所懸命やろうとする母。

その健気さ、素直さ、ひたむきさに、ジーンと胸を打たれることもしばしばである。

終わると、椅子に座らせ、「偉い！　よくできたね！　すごいよ、お母さん…」と思いきり褒め、湯せんにして温めておいた濃厚な野菜ジュースをご褒美にあげる。

意味のない人生だからこそ、燃え尽きようとする命の最後の日々を、ただ生きるために生きていてよいのだ。

生存の無意味さが骨身に沁みて理解され、輪廻転生の怖ろしさが痛感されたとき、仏教の悟りを目指す道が視野に入ってくる…。

⦿・。・＊・๑・・★・・๑・＊・。・⦿

（2）赤ちゃん回帰

一三六　認知症になってからの母は、ただそこに存在しているだけで何とも言えない可愛らしさが漂っている。

そんな母と一緒にいるだけで私自身が深く癒され、心から安らいでいることに驚いた。

多くの人がイルカや犬など人間以外の動物に癒されるのは、人間のエゴ感覚の嫌らしさが微塵もないからだろう。

母の認知症は、短期記憶の喪失とセットで、エゴ妄想から生まれる「我執」の臭みを一掃してくれたようだ…。

一三七　エゴ妄想が生まれてくる源は、左脳の言語野に相当する領域であろう。

脳科学者ジル・テイラー博士のように、脳卒中でこの部位が破壊されると、言葉と同時に理性や論理的能力なども失われてしまう。

知性も失うがエゴ感覚もなくなり、万物との一体感など悟り体験と近似した境地に浸ったことが記されている。

脳卒中や認知症でダメージを受けた部位の機能が回復することは難しいが、訓練によって左脳のその部分をオンにしたりオフにしたりすることはできる。

一切の思考や先入観を排除してあるがままに眺め、その直後にラベリングを打って言葉確認する営みを「サティの瞑想」と呼ぶ。

一三八　母の判断力がまだ確かなうちに確認しておきたいことを訊ねてみた。

「お母さん、もしこの先、自分の力で食べられなくなったら、今は胃瘻（ろう）といって胃袋に直接栄養物を入れながら延命できる時代なんだって。お母さんがお望みならもちろんそうするけど、どうしたい？」

母は即座にノー、ノーと手を振った。

「そんなことはしたくないよ。八八まで生きたんだから、十分だよ」

「あ、そう。わかった。じゃあこの件は主治医のN先生に伝えておこうね」

やはり何度訊いても、母が死を覚悟し、受け容れていることは確かなようだ。

一三九「お母さん、どういう風に死にたい？」

「安らかに死にたいね」

「いつものように家族に、おやすみ、と言って、おばあちゃんが就寝しました。翌朝、布団の中で冷たくなっていました…。こんな死に方はいかが？」

「いいねぇ」

「お母さん、人はね、思ったとおりに死ねるものなんだよ。人生の締め括りなんだから、有終の美を飾って、きれいに、安らかに、美しく死ぬ、と決め、くり返し思っていれば、そうなるものなの」

「ああ、そうなの」

「この世は業の世界だから、寝たきりになって死ぬ…と思っていればそうなるし、最後まで自立してピンピンコロリで死ぬ、と思っていればそうなるの。

どのように生きるか自分で決めるように、どのように死ぬかも自分で決めるの。キッパリ、はっきりと、強く思っていれば、そうなっていくの」


一四〇　母はずいぶん昔から、寝たきり状態で死ぬのは嫌、と言うのが常であった。

その累積されてきたチェータナー（意志）のせいなのか、排泄にも歩行にも摂食にも困難が生じてきているのに、まだギリギリのところで自立が保たれていると言える。

人に迷惑をかけたくない、という意志が一貫して形成してきた業なのか…。

一四一　起きている時も、無自覚なときも、調子が良いときも悪いときも、どんなときにもブレずに、一貫して同じ方向に出力されたチェータナー（意志）は確かな業を形成する。
動機を自覚し、目的を理解し、集中した心で、実際の行動とセットになったチェータナーは、逃れようのない業となって結実するだろう…。

一四二　母と同居を始めて、間もなく一年になろうとしている。
久しぶりに母と回転寿司に行ったが、一年前に比べて驚くほど食べられなくなっていた。

握りを三個、カキフライを一個、パイナップルを一切れだけで、もう十分だと言う。

一貫の握り寿司を箸で口に運ぶことが極めて難しく、見守り続けるべきか介助するかの瀬戸際である。

唇の力がないので、くわえた寿司がなかなか口の中に入っていかない…。

やがて食べさせてあげ、固形物が流動食となり、その嚥下も困難となり、経管から胃瘻を選ぶ人もいるのだろう。

すべての競技が終了し、閉幕式を待つオリンピックのように、有終の美をいかに飾るかに絞られた残余の命…。

一四三　終末期の介護とは、生への執着をうながし、いたずらな延命を支えることではない。
健康な人生が取り戻せるのであれば、延命の治療にも意味がある。

しかし、回復の見込みがない命であれば、安らかに死を受容し、最高の形で死んでいけるように助けることが真の介護だろうと考える。

「死ぬなんて縁起でもない。だいじょうぶよ、長生きしてね」などと、死から目を背けさせ、最後の瞬間まで生に執着させる対応は愚かしい。

ありがとう。良い人生だった。悔いのない生涯であった…と、心から納得のいく、崇高な人生の幕引きを完成させてあげることこそ、残された家族の役目ではないか…。

一四四　東京や大阪へ仕事に行くが、すぐに帰ってくるから心配しないでと説明しても、いざ出かけるときになると、「帰るの？　今度いつ来られるの？」と、母はいまだに長い別れだと勘違いをする。

仕事から戻ると、「今度はずっといてくれるの？」と必ず訊かれてしまう。

「何言ってるの、同居してるんでしょ。お母さんが死ぬまで一緒に暮らすんだから、安心してね」

「ああ、よかった」と涙ぐむスクリプトは、母の脳の深い階層に焼き付いてしまっているらしい。

息子が家から去っていくと必ず長期の不在となり、次にいつ帰ってくるか分からない…。

私が高校生のころから何十年も繰り返され、悲しみの情動とセットになって母の記憶に格納された別れの光景…。

もはや修正はできないだろうから、何度でもそのつど同じことを繰り返して、悲しみと孤独への危惧を取り除き安心感を与えていく…。

一四五　安らかに死を受け容れるために、いつも二つの説明を母に提示する。
死後必ず再生するのだから、きれいな心で安らかに死んでいこうね。「死近心」を善くすることが最後の仕事だよ、という再生論。

もう一つは、死は眠りに落ちていく瞬間と同じようなものだから、恐れる必要はない。朝になっても目が覚めないだけ…という永遠の眠り論。

母は、イメージが浮かびやすいのか、永久（とわ）の眠りが気に入っているようだ。

不安も恐怖も一切なく、穏やかに死ねること…。

一四六　デイサービスのお迎えが来るのを余裕で待つことができた朝だった。
母の髪を梳きながら、「お母さん、耳は出さない方がカッコいいよ」と言うと、「わたし、左の耳の方が大きいんだよね」と言った。

「え⁉　本当？…いやあ、同じだよ。でも、全体に、昔より耳が大きくなったみたいだね」

「耳が育ったのかな」と言って微笑んだのが可愛らしく、お出かけ前とは思えぬ、のどかな時間が流れた。

　何日も失禁が続き、悲しそうな顔が多かったが、久しぶりに美しい晴れやかな母の笑顔を見た。

　この日は、デイサービスでも自宅でも失禁がまったくなかった…。

一四七　夕方、デイサービスから母が戻ると、朝の言葉が気になったので、母の耳の大きさをメジャーで測ってみた。やはり左右の大きさに変わりはなかった。
「どうして左の耳が大きいと言ったの？」

「触ってみたら、左の耳たぶの方が大きかったから」

　よく見ると、左の耳たぶだけにシモヤケができていた。

「お母さん、すごいじゃない、歳を取るとできなくなるシモヤケだよ。若返った証拠だよ」

「そうか…」と、母はなんだか嬉しそうである。

　爪を切ってあげたり、手の甲や頭を撫でてあげたり、耳の大きさを測ったりすると、親密度が増すのか、母はとても安らいでいる。

「触れる・撫でる・緩和ケア」として名高い北欧発祥の「タクティールケア」が認知症に効果的なのもよく知られていることだ。

　その後、母と指相撲をすると、なぜそんなに楽しいのか、驚くほど笑い転げながら大喜びした…。

一四八　日ごとに、赤ちゃん回帰しつつある母。
衣服の着脱が一人では無理になり、失禁が常態化し、何度も聞き直さないと分からないほどロレツが悪くなり、しかし日を追うごとに子供のような可愛らしさが増していく…。

今の私にできることは、母の存在を肯定し、自信を持たせ、喜ぶ言葉を言ってあげることだ。

「生んでくれてありがとう」

「お母さんの子供に生まれて幸せだったよ」

「お母さんが死ぬときは、必ず側にいて看取るからね」

ときに微笑み、ときには感動して泣き、母の表情に尊厳とおだやかさが甦ってくる…。

一四九　物が壊れ、室内にガラスが散乱し、屋外に避難せざるを得ない大震災だった。
自販機の暖かい飲み物を求めて駅前ビルに行くと、なぜか市の職員が大勢いて、その中の保健師さんが親切に話しかけてくれた。

事情を聞くとケアマネに電話をかけ、満杯だったデイサービスセンターに母を収容させる手筈を整えてくれた。のみならず自分の車に母を同乗させ送り届けてくれたのだ。

本来なら毛布一枚で小学校の体育館への避難になるところだったが、最良の状態で難を免れることができたのはたんなる偶然なのか。

因果論の立場からは、老人施設に布施をするなど、及ばずながら母なりに続けてきた積善のクーサラ効果ではないか…と考える。

一五〇　母の失禁がほぼ毎日となり、使い捨てのリハビリパンツを着用してくれるものの、汚れた体を洗ってあげなければならず、衣服の着脱も毎回手を貸さなければ無理になった。

股引やトレーナーに付着した便の処理、洗濯、朝食の片づけ、昼食を食べさせ、歯を磨かせ、買いだめパニックで難しくなった買物、ケアマネとのスケジュール調整、母と一緒にラジオ体操、スクワット、滑舌…と、ただ生活しているだけで日が暮れていく。

原稿もメール返信もインターネットの振込も何もできずに夕食の準備、食後のトイレが長いので再び便失禁か…と妄想したら、さすがに疲労感に襲われた。

なるほど、介護疲れというのは、このネガティブ妄想に由来するのだ。

サティで妄想を止めるだけでは一時停止に過ぎず、母の心と向き合ったコミュニケーションが何よりも大事な根本的対応と心得る…。

一五一　必死になんとか自力で食事をする母に会話をする余裕はなく、オセロをしながら話しかければゲームにならず、まともなコミュニケーションがなされないまま就寝時間が来る。

一刻も早く書かなければならないものが山積しているが、このままでは母がしゃべれなくなってしまうので、ボール投げをしながら再び滑舌をし、コタツで回想法の会話をした。

「お母さん、もう一度だけ誰にでも逢えるとしたら、誰に逢いたい？　お母さんの人生でいちばん大事な人を五人挙げて…」

「母親…。父親…。本城町の姉…。母方の祖母…」とレロレロの発音を何度も聞き直しながら話していうちに心が通じてきた。

どのような状態であれ、母が生きているという圧倒的な存在感を噛みしめた。

その人の存在のかけがえのなさと、人間としての尊厳を確認することが、介護の基本ではないか…。

一五三　介護用のエプロンをもっと早く使用すれば、食事中に母の衣類を汚さずにすんだかもしれない。
食べづらいものには手を貸し、口の周りを何度も拭いてあげなければならなくなってきた。

「お母さん、寝たきりにならないように自分でできることはやりましょうね。できなかったら手伝うから心配ないよ」と、生活全般での見守りを続けてきたが、そろそろ自立援助も限界なのだろうか。

トイレ後のズボンを上げきる力がなく、パジャマのボタン掛けも、首に引っかかったシャツやセーターを下ろすこともできない。

脚力の劣化を食い止めるために欠かさず続けてきたスクワットの回数も、右肩下がりになっていく一方だ。掛け声や手拍子で励ましてきたが、辛そうに頑張っているのを見るのが痛々しくなってきた。

諦めてしまえば、身体の老衰が一気に進行していくだろう…。

生きていくための全てをしてもらわなければならない状態を、母はどのように受け容れていくのか…。

一五三　悲劇的に老衰しているのは母の筋肉系であって、認知症の進行はなんとか食い止められているように思われる。

買物から帰宅すると玄関の門灯が点(とも)されスリッパが揃えられているのは相変わらず、配慮も羞恥心も謙虚さも可愛らしさも劣化していない。レロレロだが「はい」のお返事も「ありがとう」の回数もまったく変わっていない。感情を司る扁桃体は維持されているので喜怒哀楽の人間らしさは保たれているが、短期記憶の海馬の衰えがいかんともしがたい状態と推測される。

コタツで横になっていた母の近くで足を滑らせ「おっ、とっ、と」転びそうになると、ちょっと微笑しながら超スローで「だいじょうぶ?」と訊いた。

優しい声の響きに感じられる母性と童女のような可愛らしさがミックスされていて、思わずどんな介護も引き受けていこうという気持ちになる…。

育児本能を刺激する新生児微笑のように、老人介護を喜びに変えてしまう人柄の波動か…?

⦿.。.:*๑ ‹.:.★.:.› ๑.:*.。.⦿

(3) 防災グッズ

一五四　たとえどのようなことであっても、起きたことは起きたことであり、今は過ぎ去ったことなのだ。

破壊そのものの中に、創造の本質がある。

この世に存在する全ての物質の根源では、創造と破壊が恐るべきスピードで繰り返されている。

人の体内でも、壊れていくものと創られていくものとが間断のない生と滅を繰り返している。

破骨細胞の壊す働きと骨芽細胞のつくる働きとが表裏一体のワンセットのように、滅しつつあるものは生じつつあるものだ。

生きるとは、生命とは、新陳代謝とは、死と再生、破壊と創造の絶えることのない循環である。

大いなる破壊は、偉大なる創造と復興の序章ではないか…。

一五五　老母のために緊急時の防災グッズをまとめることができた。
非常食やランタン型ロウソク、乾電池、リハビリパンツをはじめ、多くの品々が瞑想会の方々から救援物資として送っていただいたものだった。

「これは、どうしたの？」と段ボールの箱を指さして母が訊く。

「瞑想の生徒さんが、お母さんのことを心配して贈ってくれたんだよ」

すると母は、顔をクシャクシャにして嗚咽する。

トイレや玄関や洗面所や寝室に行くたび、必ず防災用品の箱を見て同じ質問をし、同じ密度の感動の涙に暮れる認知症の母…。

感謝と喜びと関連記憶で万感胸に迫り、何度でも新鮮な善心所になるのだから、敢えて段ボールの箱を開けたままにしておく…。


一五六「感謝しなくちゃね…」と泣く母の背中をさすりながら、「どうしてお母さんはそんなに恵まれているか分かる？」と訊く。

「わかんない」

「津波に呑み込まれ被災してしまった東北の人達に、たくさんお布施をして助けてあげたばかりでしょう。災害で困っている人たちを助けたので、お母さんも災害に見舞われる前に助けられているんだよ。ちょっと結果が出るのが早すぎるけどね」

と、自分のした善行を思い出させてあげ、死んだ後に持っていけるのは業だけなのだと説明した。

防災リュックの脇に並んだ二つのヘルメットの由来を訊き、母は涙を新たにしていた…。

一五七　終末期に差しかかった人は、誰かに介助され、看取られなければ、自分で自分のことがどうしようもなくなっていく…。
人は、ひとりでは老いていくこともできず、死んでいくこともできないのか…。

一五八　段ボールに納められたレトルトパックのカレーやごはん、ペットボトルの飲料水や野菜ジュースなどを目にするたびに、母は初めてのように質問し、答えを聞いては自分が大切に思われていることに感動し「お礼を言っておいてね…」と本気で感涙にむせる。
何度くり返されても、母にとっては色褪せることのない初めての経験なのだ。

逆説的だが、禅者にとってもヴィパッサナー瞑想者にとっても、これは理想の状態ではないのか。

記憶が正常であるがゆえに私たちは、毎日なんの面白味もないルーティン化した日常にウンザリしながら、無気力や無感動と戦っている。

認知症の母は、過去の印象や記憶の概念に惑わされることなく、今、この一瞬に集中し、「瞬間に生きる」状態を達成している…。

一五九　自分一人では横になるのも難しくなってきた母が、背中の当たりが悪く、痛いので寝相を微調整してくれと数分おきに頼む。

いくら直しても痛いと言うのは変なのでよく確かめると、寝相の問題ではなく持病の腰痛が原因だった。

「お母さん、その痛みはね、圧迫骨折と言って骨から来ているの。いい？　背骨では（拳を二つ重ねて）円筒形の骨髄がこんな風に並んでいるよね。背中側の長さは正常なんだけど、お腹側がつぶれて短くなってしまったの。腰椎と胸椎が台形みたいに曲がってしまったので、腰が曲がり猫背になってるの。これはもう治らないんだって。可哀そうだけど、痛み止めの膏薬でダマシダマシ我慢していくしかないのよ」

「ああ、そうなのか…」と、母は納得がいったようだ。

訳のわからない痛みは妄想がふくらんで耐えがたいものとなるが、きちんとわが身の状態が説明されて理解できれば、苦に耐えることができる。

何事にも、現状を正しくありのままに知るヴィパッサナー瞑想が有効な所以である。

一六〇　筋力の衰えは悲観的だが、母の認知症は食い止められているのではないだろうか。

喜怒哀楽の情緒的反応は普通の人と変わらないし、自分の意志も判断力も基本的に維持されているという印象を受ける。

記憶能力の喪失と認知の乱れは深刻だが、脳トレゲームをしている母の様子を観察していて気づいた。

瞬間的に記憶する能力は正常なのだ。

情報を記憶する「記銘」には問題がない。しかし、その記憶の「保持」ができない。

…なるほど。時間が短いだけで、取り込まれた情報を適切に処理して正しく判断することができるので、ゲーム機の問題を次々と解答していくことができるのか。

現状が分析されてくると、母の心の構造が徐々に見えてくる…。

〔六〕段ボールの緊急防災グッズの由来を母に訊ねられる。

瞑想の生徒さんがお母さんのために…と定番の答え方をすると、見ず知らずの母のためではなく、生徒が先生のために送ってくれたのではないか、とレロレロの発音で突っ込まれる。

「いやいや、お母さんが長い間合宿でみんなのお世話をしてきたでしょ？　だから恩返しをしたいと言って、お母さんのためにこうして送ってくれたんだよ」

と説明すると、母はウ、ウ、ウウウ…と感動の涙にくれる。

認知症とは思えない、しっかりした反応に驚かされる。

かつては「ボケ」や「老人性痴呆」と呼ばれた症状が「認知症」と言い換えられたことには意味がある。ダメージを受けた脳の部位に対応した機能が衰えただけで、例えば、アルツハイマー型認知症の場合には短期記憶の衰えが典型的な症状になるだけのことに過ぎない。

身体機能であれ精神機能であれ障害がある方には、それを補いながら人間としての尊厳を守るサポートをすれば良いのだ。

⦿･｡.:*๑.:.★.:.๑*:.｡･⦿

(4) 満開の花の下で

一六二　性格の悪い人、根性の腐った人、狡猾な人、邪悪な思想に凝り固まった人…とレッテルを貼られ固定化されてしまう。

だが、性格がネジれていく背景があったのだ。

根性が腐ってしまう劣悪な環境に投げ込まれてきた必然の展開があったはずだ。

条件が悪ければ、邪見を信奉してしまう人生の流れになるのも仕方がないだろう。

因果の流れを読み取ることができれば、「悲」の心で見守ることができるのではないか…。

一六三　天に意志などあろうはずもなく、「天意に従う」とは、非エゴ的立場から意志決定することであり、起こるべくして起きてくる事象の流れに従いきっていくことである。

天意とは、己の宿業の別名でもあると心得る…。

一六四　母の筋肉系の老衰がいちだんと進行し、ロレツが悪くほとんどまともな会話にならなくなった。口筋が衰え、食べながら、しゃべろうとしながら、よだれが落ちてしまいそうになり、そのつど拭いてあげなければならない。
失禁は完全に常態化し、尿取りパッドは一日平均三回、リハビリパンツは一、二回交換する。それに関連して処理すべき作業も増え、トイレのたびにズボンやパンツの上げ下げを毎回介助しなければならなくなってきた。

仕事量は急増し、母の介護もいよいよ佳境に入ってきた。

いかなる事態も、天が与えてくれたものと受け切っていく覚悟があれば、不善心に陥ることはない。

これが、天が私に与えた人生であり、私が選んだ人生である…。

一六五　この世のことは陽炎のごとく、泡沫のごとく見よ、とブッダも言われている。
無常に変滅していく現象世界では、何をしてもしなくても、さしたる違いはない。

そうであるならば、ただ流れのままに、必然の力で与えられたものを受けきっていくだけの人生でよいではないか。

いかなる出来事であれ、どのような事態であっても、苦楽を等価に観て、悠々とその流れに従っていく…。

一六六　不当に奪わない。乏しい中からも与える。諸々の布施をする。人に誠を尽くす。何よりも人との関係を重んじる。常に慈悲の瞑想をして、生命を傷つけない。

仏教が示す、なすべきことと、なさざるべきことを遵守(じゅんしゅ)して、きれいに生きていけばきれいに死んでいくことができる…。

一六七　母がデイサービスに出かけるまでに二度、真夜中にも一度、便で汚れたリハビリパンツを交換した。
昔から日に何度も便通があった人なので珍しいことではない。

認知症とはいえ母には、自分の置かれている情況を判断する能力も羞恥心も残存している。

介護する側よりも、介護される当人の悲しみや無力感を想像してしまう。

人が生きるとは、そのほとんどの時間を食べることと排泄とに費やしていると言ってもよい。

生命活動とはエネルギーの出し入れであるから、当然のことだろう。

その摂食と排泄に人の手を借りなければならなくなる…。

心を汚さずきれいに生きるのも至難の業だが、ドゥッカ（苦）を回避しながらきれいに死んでいくのも難しい…。

一六八　終末期の老人を介護する仕事は、老いと死の現場に立ち会うことである。
仏教を拠りどころとする者には最大の関心事であり、赤ちゃんの子育てよりも意味深い価値ある仕事ではないか。

老人の終末期には人生のすべてが集約されて露わになる…と介護の専門家たちが言う。

どのように生きてきたかにふさわしい死が迫り、生きる意味が根本から問い直され、来世に繋いでいく人生最期の大仕事…。

一六九　おっぱいを飲みおしめを替えてもらうだけで、何もできない赤ちゃん…。

人は、長い人生の果てに再び同じような状態に回帰していく…。

何も持たずに裸で生まれてきたのだ。

何ごとも原点回帰し、振り出しに戻って考えれば、失ったものなど何もない…。

一七〇　裸で生まれ、再び裸で死んでいく…。

業の力に押し出されて誕生し、苦楽を経験した瞬間に諸々の善悪の業が消え、消えた瞬間に再び新たな業が作られる。

経験する。反応する。業が消える。業が作られる。果てしなく繰り返しながら、死ねば再び新たな業とともに来世に旅立っていく…。

一七一　薄っすらと夕暮れが迫り始めてから母の散歩に同行した。

寂びれた観音堂で母を一休みさせようとして、境内の満開の枝垂桜に圧倒された。

爛漫（らんまん）たる美しさが薄闇にまぎれていく満開の花の下で、無表情の母がシルバーカートに腰をかけている…。

胸に迫るものがあった…。

情感が形成されていった由来に分け入っていく。

訪れる人もない寂びれた観音堂、黄昏の闇に存在を消していく桜花、遠からずこの世を去るであろう認知症の母、その老母の末期を見届けるために寄り添っている息子…。

ただそれだけの事柄が意味もなく存在しているに過ぎないのだが、闇にまぎれていく枝垂桜に、孤独と老いと死と残された絆と存在のはかなさ等々をダブらせ、するするとつなぎ合わせていった瞬間、情緒的反応が立ち上がっていった。

〈世間虚仮、唯仏是真〉と言ったのは誰だったか…。

⦿ ★ ⦿

(5) 残酷な真実を言う馬鹿

一三 深夜に二回、朝三回、デイサービスから帰ってから寝るまでに二回、母の便の処理をしてリハビリパンツや尿パッドの交換をした。

さすがにこれだけの回数になると、サティを入れて心を無機的に設定しないと嫌悪感が立ち上がってきてしまう。

一日に七回ぐらいオムツの交換をした父親の介護のときも、サティを入れ続けるロボットのようになっていた…。

妄想を止めなければ自滅する…。

一七三　介護をされる側は、淡々とサティを入れ続けている者をどのように感じるのだろうか。

黙々と機械的に対応していることに冷たさを感じないだろうか。

それを阻止するためには、事前に慈悲の瞑想をし、心を慈悲モードでいっぱいにしてからサティのロボットになるとよい。

慈悲モードの心が通奏低音のように鳴り響いて、暗黙の動作にも優しさが伝わっていくだろう…。

一七四　見た瞬間、聞いた瞬間、臭った瞬間…、苦受を受けてしまうのは必然なのだ。

かつて誰かの心に苦受が生じるようなことをしてきたのだから。

行為においても話し方においても、常に愛語を語り、やさしい態度で振舞い、好ましい印象を与えてきた人が苦受を経験するはずがない。

自分の心に生じた苦楽の印象は、過去にそっくり自分が誰かに与えてきたものと心得る…。

一七五　残酷な真実を言い立て、醜悪で不快な事実を暴き出し、思わず顔を背けたくなるような事柄を、執拗にくり返し突きつけていたのではないか…。

その意味を正しく理解し、心の底から、深々と、痛切に受け止め、二度とそのような苦受を人に与えないと誓う…。

残酷な真実を言う馬鹿、醜悪な事実を突きつける野暮で無粋だった者よ…。

一六　この日も、母のリハビリパンツや尿取りパッドの交換が八回にも及んだ。
ビニール袋に密閉した汚物が山のような大袋になっていく。

便座に落下してしまった便の処理や汚れた衣服の洗濯、浴室で母の下半身を洗っているうちに新たに失禁してしまった後始末、さらに失敗せず普通にできた場合でも、トイレの度にズボンやパンツを上げ下げしなければならない。

オムツの交換が終わり、汚物の処理、母の手洗い、手指の除菌スプレーなど、一連の仕事が完了し、ヤレヤレと思った途端、またトイレに行きたいと言い、ズボンを下げることから始まるすべての工程を最初からやり直す…。

それが何度も繰り返されながら、夜が明け、朝が過ぎていく…。

一七　これは二〇余年前に父を看取ったときの状況と酷似している。
末期の肝臓癌で入院していた父の病床に毎夜つき添って、膨大な回数におよぶオムツの交換をした。

点滴の内容物の関係なのだろうが、よくこんなにと感心するほどの排便がくり返された。

同じ病室のソファで睡眠中に何度も起こされ、その瞬間からサティを入れ、オムツ交換のすべての処理が完了し手洗いを済ませた直後に、また次の失禁があり、最初からすべての工程をやり直していく…。

これでもか、これでもか…と執拗に、不浄なものを眼前に突きつけられるのは私のカルマなのだ、と心底から納得し淡々とサティを入れ続けていた。

母の介護情況はまったく異なるのだが、知覚した瞬間の苦受の連続性は同じであり、同じ根っこから起因する私自身の不善業なのだと腑に落ちる…。

一七八　毒舌をほしいままにしてきた者よ、正義の怒りで完膚なきまでに論破し相手の心をズタズタにしてきた者よ、触れてはいけない部分にまで触れ、見たくない事実を執拗にえぐり出し暴き出し、苦受とともに突きつけてきた者よ…。
石を投げられ、棒で打たれ、血だらけになって托鉢から帰ったアングリマーラに、「忍受せよ」とブッダはさとす。

一七九　たった今完成したばかりの仕事を、最初からすべてやり直さなければならない空しさと徒労感…。
人に無駄な仕事をさせてきた者にいかにもふさわしい…。


一八〇　嘘をつけば、欺かれる。粗暴な言葉を語れば、下品な言葉で乱暴な応対をされるだろう。醜悪な事実を突きつければ醜悪な事実を突きつけられる業論を人に説いてきたのだ。

そんな分かりきったことがあらためて、「ああ、そうだったのか」とまるで初めて理解したかのような感動とともに、深々と腹に落ちていった…。

その翌日、母の便失禁は一度もなかった。

その次の日も、尿取りパッドを一度取り換えただけだった…。

〔一八一〕その意味を痛切に理解し、わが身に起きた出来事を完全に受け容れた瞬間、なぜかすべてが終息し、突然、不善業が立ち消えになってしまったかのようなことがしばしば起きる…。
どういうメカニズムなのか解らないが、何度経験したかわからない。

なぜ、受け容れると、終わるのか…。

〔一八二〕なぜそのような事象を経験しなければならないのか…。
その意味を理解し、完全に受容できれば、対象と意識が接触した刹那、一瞬の苦受が通り過ぎてそれっきりになるだけだ。

現象化した瞬間に因果が帰結し、業が一つ消えていく…。

サティを入れて無反応に徹すれば、不善業が新たに作られることはない。

〔一八三〕カルマ論の解釈よりも、排泄の是非に影響する食事の要因や心理的要因もあるだろう。
数週間ほど前だったろうか。

「お母さん、お願いだから、うんちは一日に一回にしてくれないかな…」

と、これ以上やさしい言い方はできない口調で、ポツリと言ってみたことがある。

お願いではなく、溜息でもなく、静かに、ただ言ってみただけだった。

その翌日、失禁がゼロだったのは、無意識も含めた母のなんらかの意志が関与していたのではないだろうか。

トイレに付きっきりになっている息子と、汚物が山のように詰まった大袋を見て、母の意識が暗黙に感応したのか…。

一八四　もう二度と人を傷つける言葉は言うまい。

醜悪な事実を暴き出すような無礼も、粗暴な言葉や表現もかたく慎み、愛語を心がけよう、と決意してから長い歳月が流れている…。

それに比例して、目を背けたくなるようなものを突きつけられるドギツイ経験は減少していった。

だが、まだまだ膨大な残余の業が残っているのだろう。

失禁が皆無だった二日間が過ぎると、汚物の処理は一日平均四回程度にもどって安定している。

一八五　瞑想を始めてから三〇余年、日々、排泄という行為そのものが屈辱的に感じられ、肉体を厭離する理由の一つだった。

食べれば眠くなり、食べなければエネルギー不足、食べても食べなくても瞑想の妨げになる身体。

のみならず、こんな不浄なものを毎日排泄しなければ、生きることも瞑想することもできない肉体というシステムそのものが厭わしく、二度と肉体を持った世界に再生したくないと決意をくり返してきた…。

一八六　どれほど深いサマーディに入ろうとも、至福の高次意識には終わりが来る。肉体身を持っているかぎり…。

花の命は短く、人の肉体が美と若さに輝くのも、良い瞑想ができる時間も束の間で、体の状態も精神の透明度も集中度も残酷な無常の法則に支配され拘束されていく。

粗大な物質的波動の食物と糞便の循環で支えられ維持されている肉体は、もう、ごめんだ…。

一六七　坂道を下るように、母の筋肉系は日一日衰えていく。

食事も歯磨きも寝返りも、介助なしには無理になった。

散歩にも行きたがらず、肘掛け椅子から自力で立てなくなってきた。

手指が小刻みに震えるので、オセロの盤面が乱れ、独りではコップのジュースすら最後まで飲むことができない。

よだれがほぼ垂れ流し状態になるほど口筋がゆるみ、会話は激減し、身振り手振りのジェスチャーで済ませようとするのを敢えて発語させ、一緒に滑舌をやる。

しかし、もう幼い頃や少女時代を回想してもらうことも、重要な意味あるコミュニケーションも難しい。

母の想念世界や奥深い内面世界が埋もれたまま、意志疎通できなくなるのが悲しい…。

一六八　難しい話はできないが、まだ言葉を覚えきれない童女との会話のようなコミュニケーションは可能である。

パジャマに着替えベッドに入り、やれやれ今日も一日終わった…と安堵の表情を浮かべている母に話しかける。

「あ！　お母さん。スクワットやるの忘れちゃった。今から起きて百回やろう」

「だめ。だめ、だめ。…できない」と、母はレロレロ言葉で必死に答える。

「できるよ。やろう。僕も一緒にやるから」

すると母は、今日はもう遅いから、とか、明日の朝、今日の分もやるから、などと言い訳をする。

「明日やると、今日の分と二百回だよ。大丈夫？」

え！　そんなに！　という顔をしてから、「二回に分けてやるから、だいじょうぶ…」などと何とか言い逃れようとする母が可愛らしくて就眠前儀式のように毎夜くり返している…。

一八九　母を寝かしつけた後には、二、三歳の童女とたっぷり遊んだ時のような充実感があった。
お互いの心の底を語り合ったわけではないが、どんな会話をした後よりも心が一つに結ばれていることに衝撃を受けた。

認知症がどれほど進もうと、どんな人であれ動物であれ、生きとし生けるものであるかぎり、心は必ず通じ合うのだ…。

一九〇　もう母とは二度とディープな会話や知的なコミュニケーションができなくなるのだという絶望と諦観があった。
しかし、言葉による深い意思疎通ができなくなった母をあるがままに受け容れると、老衰し、すべてが劣化し、排便後のお尻も自分では拭けなくなった今の母の方が、以前よりももっと愛しく感じられていることに驚きを禁じ得ない…。

余分なものが削ぎ落とされ、存在の深みへと向かっていくと、慈悲の原点に触れる…。

⦿･｡:*๑•:・★・:•๑:*:｡･⦿

第四章　福助登場

（1）新しい家族

一九一　昔から母は息子の言うことに逆らったことがない。
驚くほど素直に従い、それは今も変わらない。

けっして声高に要求することがなく、媚びることもなく、ただ控えめに、おとなしく、介護の手が差し伸べられるのを静かに待っている絶対的な弱者が目の前にいるのだ。

赤の他人であっても、「悲（カルナー）」の心にスイッチが入るのではないだろうか。いわんや、人生で最もお世話になった方が、もはや自分で自分のことができなくなった状態で存在しているのだ。

以前よりもっと愛しいと感じたのは、膨大な恩愛への感謝と「悲（カルナー）」が付加されたからだろうか…。

一九二　毎夜同じスクワットの会話をしていると、さすがにお互いに慣れてきて新鮮な感動がなくなってきた。
レロレロ発音は日増しに悪化しているので、何度も聞き直さないと分からないことが増えていく一方だ。

何を話せばよいのか…と母を寝かしつけながら視線の先を追うと、タンスの上に福助人形が座っていた。

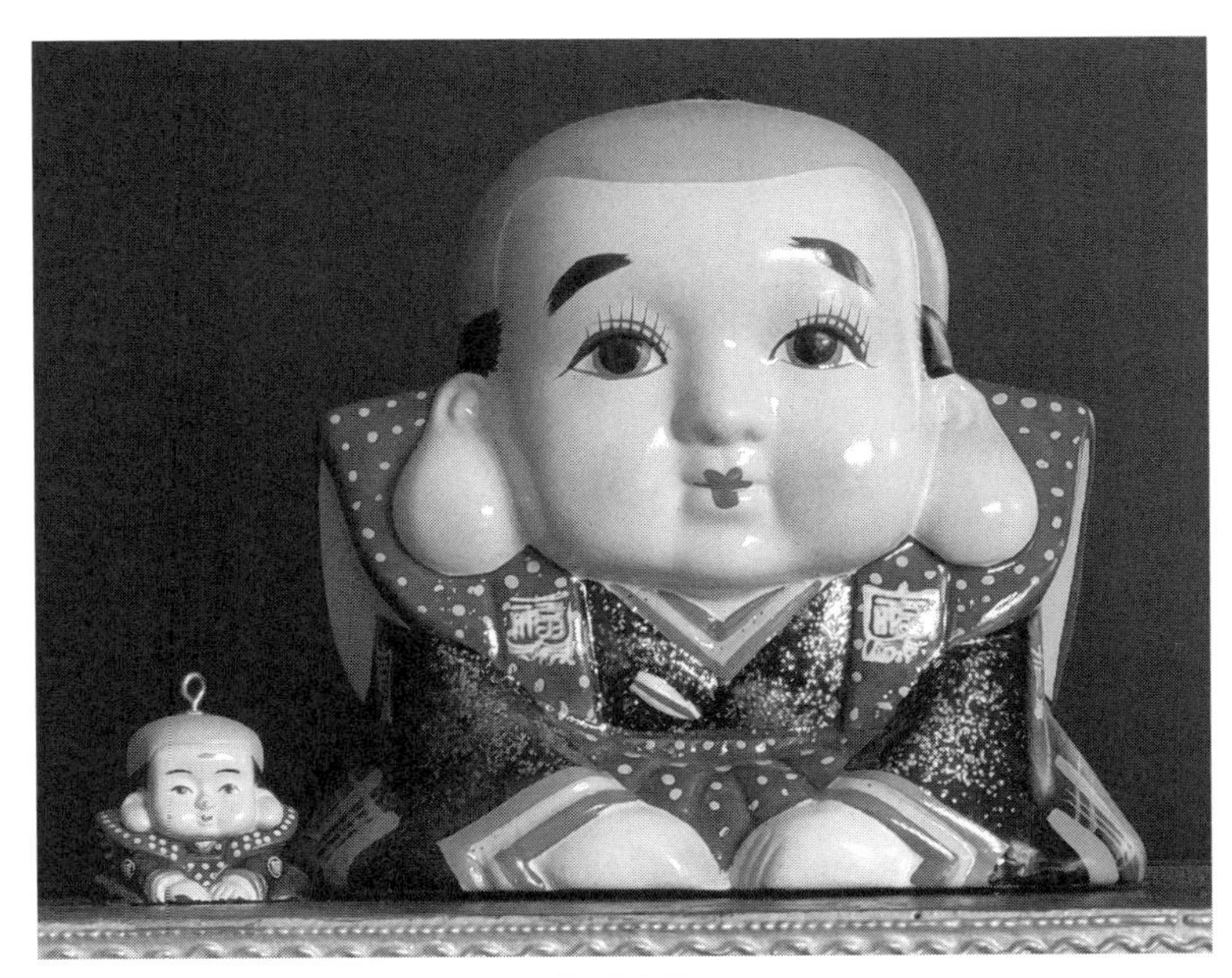

福助人形

戯れに手に取り、母の顔の前でペコリと頭を下げ、「こんばんは」と腹話術まがいの声を出した。

「こんばんは」と母は、人形にではなく、ご近所の人に対するのと同じように返事をした。

「ボク、福助で～す。よろしくお願いします」

「可愛いね。よろしくね」

母の目が俄然しっかりした光に満ち、福助に興味津々となり、その日から福助を使った腹話術の会話に花が咲き始めた…。


タンスの上に長年放置されていた福助はホコリまみれのずさんな作りだったので、早速ネットで調べて一番かわいい顔の福助を新しく取り寄せた。

翌日には届いたので、横になった母の顔の前で丁寧にお辞儀をさせ、「こんにちは」と挨拶をした。

無表情でボンヤリしていることも珍しくない母だが、眼のパッチリした色鮮やかな福助の登場にびっくりし、「こんにちは。かわいいねぇ…」とレロレロに震えながらも初孫に会ったかのような華やいだ声で答えた。

服話術の裏声で、「ボク、福助です。今日は初めてなので、カミシモを着けて来ました」

母は笑って「よろしくね。…ずいぶん大きい耳だね」と小さな来客に、すっかり若返ったような顔になってきた。

「福耳だと困ることもあるんですよ」

「どんな?」と母は必死に声を張り、すっかり人間相手の会話になってきた。

「この前の地震の時なんか、立っていられないほどの大揺れだったのに、福耳が体と別の方向にゆさゆさ揺れて大変だったんです」

「アッハッハッハ…」と母は笑い出した。

一九四　ニュースが見たいと母が自分で点けたテレビなのに、たちまち興味索然となり、力のない眼でただ前方を向いているだけの表情になってしまう。
脳トレのゲーム機も大好きだったパズル本も始めると早々に終わらせてしまい、横になりたがってばかりいる老母と息子の二人暮らしでは、明るい笑い声の会話は難しい。
しかるに、たかが人形だが福助が来てからというもの、小さな新しい同居人が新風を巻き起こしている。
「こんにちは！」と突然、顔の前に現れた福助に、母の顔がパーッと明るくなり「こんにちは」と満面の笑みで答える。
「お母さん、ぼく、お願いがあるんですけど…」（福助）
どもるような震え声で「な、な、何ですか」と母が答える。
「ぼく、ここん家の子供になってもいいですか？」（福助）
「いいよ、いいよ」
「本当ですか？　ありがとうございます！」（福助）
母は福助をなでながら「ここで一緒に寝よう」と電動ベッドの枕元に置こうとする。
「でも、ぼく、二頭身だし、耳たぶが重すぎて、一度横になっちゃうと、起きられなくなってしま

うんです」（福助）

あははは…と母が笑い出す。

一九五　デイサービスから帰宅した母の靴を脱がせながら、「今日はどこへ行って来たんですか？」と訊ねる。

母はじっと考え込んだまま立ちつくしていたが、「わからない」と答えた。

送迎の職員さんがまだ門扉を閉めていないのに、もう忘れているのだ。

「デイサービスに行ってたんじゃないの？」

「…そうかな。…そんな気もする」

「昨日から、うちに新しい家族が一人増えたんだけど、わかる？」

「福助？」

びっくりした。

昨日のことなど何ひとつ覚えていないはずなのに、福助は母の心の中に入ってくれたらしい。

母の認知症は食い止められていて、この一年で横ばいよりも向上している印象がある。

現状把握の能力も判断力もしっかりしている、とヘルパーさん達も同様に認めている。

問題は下降の一途をたどる記憶力だったが、情動脳に訴えられたもの、特に喜びや笑いに関連する記憶はセオリーどおり記銘され保持されるようだ。

福助、ありがとう…。

一九六　あまりにも介護負担が大きいので、主治医に相談したところ、母の便通を整える処方をしてくださった。

漢方の生薬由来だったせいか、徐々に効果が現れ、便通が一日一回、オムツ交換がゼロの日も到来するようになった。

明るく、爽やかで、どの患者さんに対しても常に分けへだてのない懇切丁寧な説明をしてくださる素晴らしい先生に出会えたことが、どれほど介護生活の支えになってきたことだろう。本当に楽しそうにお仕事をなさっていて、自分の持てる力を出し惜しみすることなく、毎回全力投球で接してくださる。

いつお会いしても屈託のない笑顔があり、個人的な感情の起伏や、悩み苦しみなどネガティブなものを抑制している印象を受けたことが一度もない。

過度のプライドや傲慢な波動がまったく感じられないのは、コンプレックスがないからなのだろう。

理想的な条件が完備した環境の下に生まれてくることができるのは、相応の徳があるからではないか。

世間には天然系の人格者も多く、誰もが今世で苦を乗り超えながら心を成長させているわけではない。

一九七　苦しみに出あった人が、最後にブッダの道にたどり着く…。

諸々のドゥッカ（苦）に遭遇してしまう業があり、問題を生み出してしまう心があったからだ。

たとえ茨の道であっても、必然の力で起きたことはあるがままに受け容れ、ダンマに基づいてなすべきことをなしていけば、来世は恵まれたスタートラインに立つだろう…。

一九八 自立援助を介護の基本方針としてきたので、まだ母にできることはいくら時間がかかっても見守り続けてきた。

しかし、食事の七〇パーセントは食べさせ、歯磨きの八〇パーセントは磨いてあげなければならなくなってきた。

トイレの度ごとにズボンやパンツの上げ下げをしてあげるのは大変だが、それでも便失禁が減少してきたのは大きな救いである。

日曜の午後、トイレの介助をしていると、母には極めて稀なことだがバナナのような黄色い快便が出た。

嬉しくなって拍手をしながら「お母さん、見て、見て」と、苦笑する母にしっかり見てもらってから流した。

一九九 たえずよだれが流れ、食べるのも話すのも困難になってきた母をなんとか笑わせようと、日光猿軍団のお猿さんのような遊びを考えた。

母を座椅子に座らせ、「今日、トイレでバナナのようなのを出した人？」と訊ねる。

「ハーイ!!」と私が元気よく答えながら、母の腕を取り、サッと挙手させる。

母は一瞬びっくりしたようだが、吹き出すように笑った。

「いつもトイレで困らせていたのに、バナナみたいなので息子を喜ばせた人？」

「ハーイ‼」と母の手を挙手させながら、また私が答える。

母は肩を揺すって大笑いになった…。

三〇〇
母の顔面や口周辺の筋肉がゆるむというより固まってきてしまっているので、「おはよう」や「いただきます」のような簡単な会話もおっくうになり、ジェスチャーで済ませようとする。

それでも諦めることなく毎日滑舌の練習を行なっているが、基本的な会話ですら何度も訊き直さないと何を言っているのか理解するのが難しくなってきた。

六門からの知覚も理解も判断も反応も正常に機能しているはずなのだが、意志を伝達する筋肉系が急落している母の現状である。

食事とトイレ以外のほとんどの時間を寝て過ごそうとする傾向も止められず、これでは認知症が進行しかねない…。

顔も眼も無表情に近い様子でいることが少なくないのだが、どんな時でも福助が眼の前に現れるとパーッと母の顔が輝き、一瞬にして変貌する。

還暦を過ぎた息子との会話は難しくなる一方なのに、福助とならレロレロでも必死に話そうとする母…。

「ぼく、福助でーす。五歳です」と自己紹介している巨大福耳の子は、赤ちゃんや幼き者、小さき者が大人に与える無限の力と同じものを母に注ぎ込んでいる…。

〓 寝返りも日増しに困難になってきた母を寝かしつけながら、福助が夜ごと母の就眠前儀式に現れる。

腹話術も我ながらしだいに上達し、お辞儀の仕方や首の振り方、上目づかいに伏し目、すり寄ったり、拗ねてイヤイヤをしたり、体を揺すって笑ったり…と芸が細かくなってきた。

「こんばんは。福助です」

「こんばんは」

母の顔が六〇年前の若い母親だったころの写真に似て華やぎ、嬉しくてたまらない趣となる。

「お母さん、福助のこと、可愛がってネ」

と、ちょっと甘えた声で福助が言う。

「はい」

と母は震える声で一言答えただけだったが、限りなくやさしい響きが込められているのに胸を打たれた。

食べることも排泄も一人ではままならなくなってきた老女の中に、愛情ホルモンのオキシトシンが溢れんばかりに拡がっているのだろう。

たかが人形なのに、母性のスイッチを全開状態に開いてしまう福助…。

〓 福助が来るまでは、骨粗鬆症の末期にともなう肋間や背中の痛みがひどく、起きていても横になっていても辛そうに痛みを訴えていた母。

画期的な新薬を処方していただいているのだが、徐々に効果が現れる特徴ゆえに、母にとっては痛みがなかなか消失しないという印象だった。

　痛いので何度も寝返りを打たせてくれと頼む母に、訊ねた。

「お母さん、今、生きていて楽しいことは、何?」

「…楽しいことなんか、ないよ」

　と母は寂しそうに、諦めたように言った。

「何もないの?…食べることは?」

　すると母は、あ、それがあったか…という顔で苦笑いをした。

　これは、なぜあなたは存在しているのか?　という根源的な問いかけを母に投げかけたのかもしれない…。

二〇三

　翌日、コタツで横になっている母に同じ質問をした。

「お母さん、今、生きていて楽しいことは、何?」

　すると母は、「食べること」と即答した。

　ほお、記憶に入っていたんだ、と感心する。

「他にはないの?　生きていて楽しいことは…」

「一緒にいること」

「誰と?」

　すると母は、黙って私を指差した…。

　何もできず、今や、ただ食べて排泄しているだけに近い母の残余の生涯だが、しょせん意味のない人生である。

愛する人や大事な人とただ一緒にいて、何をするでもなく、日々平穏に生きていられれば、それ以上に幸福というものがあるわけでもないのが「生きる」ことだ…。

二〇四

発話がかなり困難になってきた母とは、意味のやり取りをする会話ではなく、情緒的に心が通じ合うコミュニケーションを目指すしかない。

死近心を最良のものにするためにも、日々、笑いや喜び、感謝、充足などの心所を起ち上がらせたい。

「こんにちは。福助です」と母の面前に福助が登場する。

排泄やよだれなど不本意なことが多ければ、いきおい母の表情は硬くなりがちだが、大好きな福助の顔を見たとたんに明るく輝き、「こんにちは」と答える。

「お母さん、ひでお兄ちゃんから聞いたんだけどね、こないだお母さん、トイレでバナナみたいなの出したって、本当？」

母は思わず吹き出して、笑いながらレロレロの声で「う、嘘だよ。そんなの、してない…」と答えた。

「本当？　ひでお兄ちゃんの話だと、トイレでバナナを出したことをお母さんにお話していると、またトイレに行きたくなって、お母さん、もう一本、出したんだって。二本もだよ」

母は身をよじって笑いころげ、いまだにこのとき以上の大笑いはない。

二〇五　笑い疲れて、やっと笑いが終息した母の眼じりに滲（にじ）んでいた涙を拭くと、満ち足りた母の顔がこの上なく安らいでいた…。

翌日、福助がまた同じバナナ物語をすると、母の爆笑の度合いはいささかも衰えていなかった。だが「バナナみたいの出したって、本当？」と福助が訊ねたときの母の返事は異なり、笑いながら「それは、本当、かもしれない…」と肯定した。

母は昨日の大笑いの後、記憶をたどり直して修正したのだろうか。それとも、事実の認識は一貫していたのだが、昨日は恥ずかしかったので女学生のころのように反射的に嘘をついたのだろうか。とっさの言い訳だったとしても、母の羞恥心が正常に機能していたのは確かだ。

「本当？」と訊かれて意図的に嘘をついたなら、羞恥心プラス先日のトイレの出来事を記憶していたことになるだろう。

それとも、昨日福助に嘘をついてしまったことを恥じ、今日は真実を語ろうと思ったのだろうか。まともにしゃべれない母とのコミュニケーションを諦めかかっていたが、福助を通して浮かび上がってくる母の心…。

二〇六「こんにちは」と福助が現れ、「こんにちは」とにっこり微笑みながら母が答える。

「お母さん、ぼくの名前は？」と福助が訊ねる。

「ふ、ふ、ふく、福、福太郎…」と母が答える。

「ええっ⁉…ぼく、福太郎じゃないよ」と福助が黄色い声で騒ぎ立てる。

「えーと、耳太郎…」

「耳太郎でもないよ」

困った母は「…大きい耳だね」などと話を逸らそうとする。

「お母さん、ぼく、ここん家の子供にしてもらったんだよね？」

「そうだよ」

「それなのに、お母さん、子供の名前、忘れちゃうの？」

これはエライこっちゃ、という顔になって、母は必死で思い出そうとしている。

「お母さん、ぼく、耳助でもないからね」と福助が助け舟を出す。

「ふく…ふくすけ。福助」と、母はやっと思い出し、ヤレヤレといった表情になる。

一〇回に一回ぐらいの割合で母は福助の名前を度忘れするが、こんな福助との他愛もない会話が、一人称の世界に幽閉されようとしている認知症の母を救い出している…。

二〇七　認知症のリハビリとしてドールセラピー（人形療法）が知られるが、想像力を働かせ、自分から過去の思い出に入っていく気力や、赤ちゃん人形の世話をしようという意欲がないと効果が薄らぐのではないだろうか。

しかるに腹話術の人形セラピーは、一人称の想いの世界から、二人称の双方向性コミュニケーションへと発展させることができるだろう。

老いの苦に直面しマイナス思考に陥りがちなお年寄りを笑わせ、明るく楽しい想念世界へと誘導することができれば、最良の死を迎えるための一助になるのではないか。

昔から内容空疎な綺語（きご）（無意味な戯言）を嫌ってきた私は、シリアスな重い話題に傾きがちであったが、福助が母の心と深く結ばれていくのを目の当たりにして、意味と論理を軸に知的に理解し合う世界から、稚拙なやり取りであっても情緒的に深くつながっていく重要さに眼を開かれた。

ありがとう、福助…。


二〇八　夕方、スーパーへ買い物に出た帰り道、携帯の使い方のおさらいに母に電話した。コタツで横になって待っている母の枕元に携帯を設置してきたのだ。コールが切れてしまい、取れなかったようだ。二度目は受信した瞬間にプツリと切れた。三度目も四度目もやはり受信直後に切れ、五度目は受信されないままコール切れになった。

帰宅すると、母がコタツの定位置から身を乗り出したまま腹ばいになり「お、お、起こして…！」と呻くように叫んでいる声が聞こえた。正しい手順を踏まないかぎり、母が自力で起き上がることは無理になっている。

パニック状態で意味不明の言葉を叫ぶ母をあわてて抱き起こすと、立ち上がれた瞬間、母は一声「ありがとう」と言った。

胸を打たれ、思わず顔を眺めてしまった。

怒鳴ったり混乱したり、ただ自分のことで精一杯になってしまうのが普通であろうこの情況で、母は礼を述べたのだ。

動けなくなった老境を想定しながら、日々の日常を生きている人はいないだろう。

最良の介護が自然に受けられるように、今から「ありがとう」を連発し、些細なことにも感謝を捧げる脳回路を作っておいてはどうか…。

二〇九　不在にするときは、在宅介護のホームヘルパー利用でここまで乗り切ってきたが、食材を準備したり細かな指示をしなければならないのが負担になってきた。

母に何度も丁寧に説明を繰り返し、仕事で留守にする際には一泊ないし二泊のショートステイを利用することに切り換えていくことにした。

施設に入れられてしまうと母が誤解しないように、終日付き添って一泊二日の練習をした。

一〇数人の老人に混じって、母のよだれを拭きながらオセロをし、食事を食べさせ歯を磨いてあげ、昼寝に入るといったん帰宅して自分の食事を済ませ、またオセロと夕食とトイレの介助をしながら母が就寝するまで一緒にいた。

夕方、八〇代の老翁が話しかけてきた。

現役時代の名刺を何枚か取り出し、市議会議員や経営していた会社の会長職にいたことを明かした。

問わず語りに身の上話を述べ、母を介護する私の姿に感動した、と涙を浮かべていた。

何日滞在している方なのか、社会人として立派な生涯を送ってきたのだろうが、家族の愛に渇いた寂寥（せきりょう）感と諦観の悲哀が全身から漂っていた…。

二一〇　いくつもの施設を見学した中から、建物も個室もきれいで、職員の態度もセンター全体の雰囲気も明るい最良の施設を選び抜いて決めた。

利用者の老人たちは、午前も午後も、リハビリの女性インストラクターと全員で体操をしたり、「青巻紙、赤巻紙、黄巻紙」などの早口言葉や滑舌をしたり、モニターの大画面で老人向けビデオを観たりしていた。

夕方五時になると、用意されたプログラムはすべて終了し、老人たちは大きなテーブルを囲んで椅子に腰掛け、何をすることもなく、何も話さず、ただシーンとした静寂を無言で共有していた。テーブルの上には箱ティッシュなどの備品があるだけで、個人の物は何もなく、ただ両手をテーブルに置いて何も話さず何もせず、時間が止まったように、全員がバラバラの孤独の中に閉じ籠っていた。

なんだ、この静寂は…！と呟きたくなるような、身の細るような、荒涼とした印象に圧倒された。瞑想者集団の充実した富裕な沈黙では断じてない。家族の絆が結ばれている集団でもなく、同じ理念や目的を共有している組織や共同体でもなく、それぞれのエゴの殻の中でエネルギッシュに妄想している波動も響いてこない。

夕食までの一時間、枯れ果てた孤独な精神が寄り集まって石と化したようなテーブルの片隅で、母のよだれを拭きながら黙ってオセロをやり続けていた…。

三二　信頼できる家族に看取られながら、母は、住み慣れたわが家の畳の上で死んでいけるだろうと思われる。

望んだとおりの安らかな死を迎えることができたとしても、果たして母は最期に何を学び、どのような死近心を来世につないでいくのだろうか…。

明るい清潔な施設で、職員の訓練された優しさとケアを購入し、家族の絆にはほど遠いが、同じ境遇で最期を迎えることになった同居者たちと、孤独と諦観と寂寥を分かち合いながら、ときに長過ぎた人生の来し方を振り返り、死んでいくのを待っている老人達…。

母は幸福で、施設の老人たちは幸福ではないのだろうか?

幸せになりたい一心から必死で善行に励み、その積み重ねた徳の力で楽受の日々に恵まれ、さらに安楽な来世に輪廻できることを切望しながら往生していく翁(おきな)や媼(おうな)がいる…。

苦悩に満ちた人生を生きてきた上に、さらに悲しくも苦しい死を迎える孤老もいるだろう。

だが、もし、すべては自ら蒔いた種を自らの手で刈り取ってきたに過ぎないと理解することができ、苦の現状(苦諦)と苦の原因の真理を心に焼き付けながら苦しい生涯に終止符を打つことができたなら、実りある豊かな苦と言えないだろうか…。

⦿・。・*・・★・・*・。・⦿

(2) イタイ! 痛い!

その夜、とんでもないことが起きてしまった。

朝日カルチャーの仕事が終り深夜に帰宅すると、母がトイレに起き出してきた。

介助が終わり、手を引いて廊下の天井灯の下まで来た時に、パジャマの思わぬところに便が付着しているのに気づいた。

その場で母の足元にひざまずき、汚れたパジャマを脱がせ、新しいのを穿かせようと片足を上げさせた瞬間、よく柱につかまっていなかったらしく、母は丸太が倒れていくように真後ろに倒れていった。

あ！　と腕を伸ばして支えようとしたが間に合わず、母は板張りの廊下にドスンと尻もちを突き、壁クロスに後頭部を打ちつけてしまった。

痛い！　と絶叫する母を必死で助け起こしたが、頭部は紙ひとえで柱の角には当たらず、弾力性のあるボードの壁クロスに救われ、外傷も痛みもほとんどなく事なきを得た。

しかし、強打した腰に激痛があり、救急車を呼ぼうとしたが、いいと言うので、祈る思いでそのまま寝ませた。

すぐにスヤスヤと寝入ったが、苦しい日々の幕開けとなった…。

二四

翌日は日曜日で、あいにく掛かりつけの整形外科は休診だった。

母は終日床に伏し、横になっていても腰の激痛を訴え続け、起き上がるとき、歩き始めるとき、トイレの便座に座るとき、ベッドに横になるときは特に痛みが激しく、そのつど「痛い、痛い」と叫んだ。

持病の圧迫骨折の痛みがやっと緩和されてきた矢先に、強打の追い撃ちをかけられる最悪の事態になってしまった。

その責任は当然私にあるのだが、自分を責めて怒り系の不善心所に陥る愚は避けようと思った。後悔や自己嫌悪に心のエネルギーを費すのではなく、事態の好転や祈りに全力を注ぐべきと人に説いてきたではないか。

あまりの痛さに母は「さすって」と哀願し、ロキソニン（痛み止め膏薬）を貼った腰全体にマッサージを繰り返しながら祈り続けた。

このいかんともしがたい苦境に、光明を差しかけてくれたのは福助だった…。

二五　翌日の午前中、母をタクシーに乗せ、整形外科に連れていった。

待合室のベンチに座っていられず、空いている診察ベッドに横になって順番を待たなければならなかった。

レントゲンの結果、恐れていた新たな骨折や亀裂はなく、安静にして痛みの退くのを待つしかないとの所見だった。

医者に診てもらえれば劇的に良くなるのではないか…とお定まりの妄想が母の脳裡にも浮かんでいただろうが、結局、痛みが緩和される手だては得られなかった。

集中治療の由々しい事態を妄想する必要はなくなったが、いかんともし難いドゥッカ（苦）の現状を受け容れることを余儀なくされた。

明日は病院に行くからね…と母を励まし続けてきたが、ただ苦痛に耐えようと言うしかないのか…。

二六　昼寝から目覚めた母は、起き上がるときも、ベッドから立ち上がるときも、歩き始め、便座に座り、再び立ち上がって歩き、ベッドに横になるまで、「痛い、痛い」と叫び続けた。

仰向けに寝相が定まっても、痛いのですぐに姿勢を変えてくれと頼むことを繰り返した。

お互いに疲れ果ててきたときに、「こんにちは」と福助が母の面前に姿を現して挨拶をした。

その瞬間、苦悶ばかりだった母に笑顔がよみがえり、「こんにちは」と答えた。

「お母さん、痛いの？…福助ね、お母さんの痛いの治るように一所懸命お祈りするからね。お母さん、早く良くなってね。…福助、お母さんのことが大好きなの…」

と、福助は単語ごとに首を振り、ゆっくり間を取りながら裏声で語りかけた。

すると、母は突然、堰を切ったように大声で号泣し始めた。

何も言わなかったが、諸々の想いと感情を抑えて耐えていたのだと母の胸の内が知られ、肩を震わせて慟哭する姿に落涙を禁じ得なかった…。

二七　老人は何よりも優しい言葉に飢えているし、母も例外ではない。
だが、いざクサイ言葉を言うとなると、さすがの私も気恥ずかしくて口にはしづらかった。

ところが、福助を使うと、いくらでも情感たっぷりに「好きだよ」「お祈りしてるよ」と存分に語らせることができる。

いちばん聞きたい言葉を、素直な直球でやさしく言われた瞬間、母の感動脳にどうしようもなくスイッチが入っていくらしい。

以来、母が最も喜ぶ言葉を毎日福助に言わせ、そのつど母は満面の笑顔となり、感涙を浮かべ、たどたどしい発音で「わたしも、大好きだよ」と福助に返答している…。

二八　その日を境に、母はトイレと食事以外のすべての時間をベッドで過ごすようになった。

デイサービスに行くどころではなく、痛みと戦いながらただ食べて排泄し、なぜそんなに眠ることができるのか不思議な程ひたすら眠ってばかりいた。

母が転倒して五日目の朝まで、母は目覚めている時間のほとんどを「痛い、痛い」と言いながら、痛みの苦を受け続けるためだけに生きているかのようだった。

入浴も控えるように言われ、脳トレゲームもオセロも読書もテレビも何もせず、ただ痛みに悶え、苦受を受け続けることによって累積された不善業を消すために生きていた。

なぜこんなに痛いのか、と訊かれ、「転倒したからだよ。でも、骨折もヒビもないから大丈夫。必ず良くなっていくって…」と説明するが、さすがに苦受の原因となったカルマ論を説くのは忍びなかった。

そんな母の心を癒し、双方向のコミュニケーションを引き受けていたのは福助だった。

二九「お母さん、晩ご飯、なに食べたの？」と福助が訊く。

歯磨きとトイレを済ませてベッドに入る頃にはすっかり忘れているので、「揚げ物、食べた？『カ』の付いた…」などとヒントを出す。

「カキフライ？　何個食べたの？　二個？　美味しかった？　ふ〜ん。で、福助のカキフライとヨーグルトは？」

母はアハハ…と笑い、「ごめんね。明日ね」とすまなそうに言う。

「え⁉　明日？　今夜は福助、食べさせてもらえないの？」

謝り続ける母に、福助は追い討ちをかける。

「お母さん、福助ここん家の子供にしてもらったんだよね？」

「そうだよ」

「お母さん、美味しいカキフライをペロッとひとりで食べて、かわいい子供の分はないの？」

母は涙を流しながら笑い転げていた…。

三〇

福助とのやり取りが母の唯一のオアシスだったが、体を震わせて笑った挙句は「イタ、痛たた…」と痛みに回帰してしまう。

整形外科でやるべきことはした。痛みを緩和する画期的な新薬も服用している。車の乗り降りで移動すること自体が母には大変な負担なのに、なんの当てもなく治療院を探し訪ねる方針も取れない。痛みの意味と因果を理解する説教など聞ける状態ではない。

腰痛ゆえに長く便座に座わっていられず、用便の半ばで中止しろと言うのでお尻を拭き、ウォシュレットで洗浄後にまた拭いてパンツやズボンを上げ、手を引いてベッドにもどる。

まだ廊下を歩いているうちに再び便意に促されてトイレにUターンし、また排便をやり直す。

一日に何度も何度も大便に汚れた母のお尻を拭かなければならない。風呂に入れないので母の体が次第に臭うようになり、食事時にはスープもパンもほぼすべて食べさせてもらいながら、駄々っ子のように「横になりたい」と言う。

いや、さすがの母の配慮も、痛みに駆逐されてしまうらしい。

…こうして母と二人きりで毎日家に閉じこもり、濃密な時間が煮詰まっていく…。

三二　苛酷を極めた父の看取りよりもさらに苛酷になってきた母の介護だが、音を上げるどころか平然と、淡々と、静かにやるべきことができている自分に我ながら感心もする。
「なかなかいいじゃないか…。その調子」と呟いてみるが、取りあえず瞑想者らしく振る舞えていてよかったと安堵もする…。

三三　サティの瞑想に頼れば、乱れた心を終息させていくことはできる。
嫌悪などの不善心ドミノがパタパタと倒れ始めたときに、その後続を断ち切るサティの威力は快刀乱麻のようだ。

だが、サティの瞑想だけでは、煩悩の心そのものが最初から立ち上がってこないようにすることはできない。

嫌悪を嫌悪と知り、乱れた心を乱れた心といさぎよく認め、心の現状をただありのままに観察する受動性が、サティの真骨頂である。

肝心なのは、認識であり判断であり心底からの理解であると心得る。

三四　母の最期を看取る予定でいたわけではなかった。
独居はもう無理となったときに、母が施設に入るのを嫌がり、他に看取る人がいなかったので、ただ流れでそうなっただけである。

親の介護よりも、ダンマの仕事を優先することもできた。

思考モードで判断すればエゴ感覚に支配されがちだが、瞑想が深まれば、天意に従う感覚となる…。

三四　必然の力でわが身に起きたことはすべて、ことごとく受け容れていく覚悟。
ダンマを人生の基軸としている限り、いかなるものであろうとも、去りゆくものを追わず来たるものを拒まない受動性に徹し切って、過（あやま）つことはないだろう。

しょせん宿業が提示してくるものばかりだ。

何をやっても、やらなくても、それでよい。

理法に貫かれた判断基軸が設定されている限り…。

三五　お母さん、きれいに死んでいってくださいよ。
美しくこの世を去っていくことができるように、と母のために日々祈りを捧げている。

その通りになってくれれば、浄らかな母の死近心を喜び、良い介護ができたことを嬉しく思うだろう。

もしそうならずに、ぶざまな死に際となり見苦しい醜態をさらすことになっても、それはそれでよいだろう。

母の最期のメッセージとして、愛する者への執着と生存そのものへの渇愛に痛烈な一撃を残してくれたことに、心から感謝を捧げるだろう…。

⦿。*๑・・★・・๑*。⦿

（3）認知症のままで良い…

三六　転倒から二週間が経過し、さしもの母の痛みも遠のき、「痛い」という言葉は聞かれなくなった。

だが、多くのものが失われたままになり、自宅では食事と歯磨きとトイレ以外のすべての時間をベッドで過ごし、寝ては醒めをえんえんと繰り返すようになってしまった。

もはやオセロも読書もテレビもパズルも、スクワットも滑舌も、何ひとつしなくなったというかできなくなり、介助の度合いはいちだんと増し、あらゆることに九〇パーセント以上手を貸さなければならなくなった。

背は曲がり、やせ衰え、ふっくらしていた頬もこけ始め、日一日と食事の摂取量が減少していく…。

あれほど好きだった玄米よりも必ずパンを選ぶようになり、そのパンもスープや味噌汁に浸しブヨブヨになった一口を食べるのがやっとで、朝夕一枚だった食パンが半分になり三分の一になり、主治医に勧められたラコールなどの経腸栄養剤を併用して飲み始めた。

手は絶えずプルプルと震え、コップを持つことも一匙の汁を飲むのも自分一人では無理になり、支え持ってあげたジュースやラコールをストローで飲めるのもいつまで続くのか。

死に向かって、人が老いていくとは、こういうことだ…。

三七　この、死に向かっていく母の姿は、思えば、母自身が選んだものであった。長く独居に耐えてきた母だが、昔から「動けなくなったら、看てもらいたい…」と口にし、人生の最期は愛する家族に看取られて逝きたい、と願っていたのだ。「動けなくなった状態」や「排泄に人の手を借りるような状態」など、断じて私の願うところではないが、母はそれを長きに渡って想定してきたがゆえに、そのイメージどおりの結果を得ているように見える。

たとえ無自覚であっても、そのような「願望」イメージを繰り返してきたのだから、そのチェータナー（意志）が業を形成していくのは当然のことだろう。

満月の満開の桜の花の下で死にたいと願った西行も、望みに違わぬ死に方だった。妻子を捨て流浪の果てに野垂れ死にした山頭火も、常日頃から望んでいた通りの「コロリ往生」だった。

切に願うことは必ず遂げられる原則であるならば、人は、望んだとおりの死に方ができると心得ておいてよいのではないか…。

三八　母が寝たきりに近づいていくことよりも、母の言おうとしていることが半分も理解できなくなってしまったことのほうが悲しく思われる。

生存するための単純な要求も、何度も訊き直さなくてはならなくなった。

食卓では指差しなどのジェスチャーが増え、言葉ではなくただ声を上げて私を呼び、話しかけても返事が返ってこないことも多くなった。

ある朝、靴を履くために玄関に用意した椅子に座り、デイサービスのお迎えが来るのを待っていた。

寂しげな口調で母がポツリと呟いたので何度も訊き直すと、「こんなにしゃべれないで、（デイサービスに行っても）だいじょうぶかな…」と言っていた。

まだ慣れない幼稚園に行くのが不安な童女のように母が見え、胸が詰まった。

幸いなことに、通い始めて三年目になるセンターの職員はみな母の人柄を熟知しており、母の現状を優しく受け止めてくれている。

老いて絶対的な弱者になった時に問われる徳と業…。

三九　ただ生きていくだけで、日が暮れていく…。
母と私の生存を維持していくための生活雑事に、膨大なエネルギーが費消されていく。

かろうじて死守している朝の瞑想を解いて立ち上がれば、前線で負傷した戦友を介護する兵士のように、母を起こしてトイレ、洗面、着替え、化粧をさせ、食事を作り、食べさせ、念入りに歯を磨いてあげ、ベッドに寝かせる。

後片づけをして皿を洗い、ゴミを出し、もう一度あるいは二度トイレを介助し、福助と遊ばせ、お出かけの服やズボンを選び靴下の色を合わせる。

タオルやオムツ、着替えの下着、痛み止めの膏薬などの持ち物を用意し、母の身支度を整えてデイサービスに送り出す。

寝具を干さなければならない。洗濯も郵便局もスーパーの買物もケアマネとの打ち合わせもしなければならない。母が帰宅すれば、一連の介助が流れるように続いていく…。


一三〇　こんな生活やっていられない、と運命に逆らいたくなったかもしれない。

もし、人生の無意味さが腹に落ちていなければ…。

すべてをダンマに委ねきっていなければ…。

起こるべくして起きる一切の事象を、ことごとく受け容れていく覚悟が定まっていなければ…。

一三一　ネガティブな反応を一時的に止めているだけではないか…。
後続を切断するサティの瞑想だけでは、そんな疑いが残ってしまう。

反応系の心が心底から納得して受け容れていなければ、本音の嫌悪や怒りが自動的に立ち上がる。

無意識の心が処理する情報量が一一〇〇万ビットなら、意識される情報量は四〇ビットに過ぎない、とも言われる。

土壇場で露わになる本心が意志決定する判断基軸を善なるものに、浄らかなものに書き換えられなければならない…。

一三二　母の排泄の処理が終われば必ずハンドソープで手を洗い、スプレー消毒を心がけてきたが、何度結膜炎を患ったかわからない。除菌しきれていなかったのだろう。

長らく排泄の介助を素手で行なってきたが、なぜ使い捨て手袋に思い至らなかったのだろう。

遅ればせながら使ってみると、嫌悪が微塵も立ち上がらず、心が軽くなっているのに驚いた。

これまでも見た瞬間、触れた瞬間、臭った瞬間に嫌悪が出ないように気をつけてきた。

しかし嫌悪がないと感じても、それはしょせん四〇ビットの世界で、本当は一一〇〇万ビットの無意識のプロセスに嫌悪が生まれつつあったのではないか。


　手袋にルンルン気分を感じた心の背景を探った…。

三三　たとえ微細なものであっても嫌悪が意識されなければ、無意識の所作などに丁寧さが欠けていることに気づきづらいだろう。
排泄の処理をしている間、母は常に無言で、読み取れる表情はほとんどない。

不甲斐なさや喪失感や迷惑をかけている自己嫌悪など諸々の想いが去来しているのだろうが、私の態度にネガティブなものを感じたことはなかっただろうか。

ベッドにもどり横たわった母の面前に「こんにちは」と福助が現れた瞬間、無表情だった母の顔がパーッと薔薇色に輝いて笑みをたたえ始めるのにも例外がない。まごうかたなき明るい喜びの表情がある。


　そのビフォー・アフターの落差が歴然であるがゆえに、どんな想いで母はトイレに座っていたのか…と考える。

三四　すぐに改めることができるし簡単に変われる部分もあるが、人の心はなかなか変わらないものだ。

性懲りもなく同じことを繰り返すし、ハマっていた思想や宗教を捨てれば、アッという間に元の木阿弥になってしまう。

だが、絶望することはない。

たとえ今世では無理であっても、永遠に同じ状態を保ち続けるものなど何ひとつとしてないのだ。

必ず変われるし浄らかになっていけると信じて、断じて諦めることなく清浄道を歩んでいけば、いつか決意の成就する日が訪れる。

仏も、かつては凡夫だった…。

三五　母の老衰は日増しに進行していくが、認知症の度合いが改善していく傾向は変わらず、短期記憶の悪さを除けば、母の認知症は治ったのだろうかと錯覚しそうになる。

現在の情況を把握する力も、伝えられたことを理解する能力も、判断力も、好き嫌いも、何かを我慢することも、配慮も、感情も…すべて普通なので、母が認知症だったことを忘れていることが多い。

ほとんどしゃべれなくなってきているのでコミュニケーションが難しくなってはきているが、人間としての付き合い方は昔と何も変わらない。

薬の効果もあるだろう。アリセプト、葉酸、ビタミンＢコンプレックス、八味地黄丸、ＥＰＡ、ＤＨＡ…など、良いと言われるものは摂取するように心がけてきた。

だが、決定的な要因は、孤独地獄から抜け出て、情緒的に安らいだ日々が訪れたからだろう。

宿願だった息子と一緒に暮らして一年余、人形だが新しい家族となった福助も含めて、人間らしい心のやり取りが母の脳のネットワークに何ごとかをもたらしたのではないか…。

三六　ものの見事にたった今のことを忘れてしまうのに、なぜ大事なことは母の記憶にきちんと納められていくのだろうか。

「お母さん、明日から施設にお泊まりなんだって」

ベッドの母の顔の上に、ちょこんと福助が現れて、首を振りながら語りかける。

「ひでお兄ちゃんが東京でお仕事なので、明日と明後日、お母さんの面倒を見る人がいないの。だからショートステイして、その次の日にひでお兄ちゃんが帰ってくる時間にお母さんもここへ帰ってくるんだって。

わかった？　福助はそこの鏡台で（クルリと顔を向けて）お留守番してるからね」

こんな風に一度か二度伝えられただけで、母はちゃんと理解し心に留めることができている。最初はパニックを起こした施設だったが、何の混乱もなく静かに過ごして帰宅できるようになった。

自分の生存に直結するような出来事は、シナプスが脳の別領域にまで配線を延ばすのだろうか…。

三七　いかんともしがたい力で身体が老衰していくのだから、脳細胞の老化や劣化も避けられず、ダメージを受けた部位の担っていた精神機能が失われていくのも無理からぬことだ。

それでも、明晰な智慧が出現する一瞬に人生を懸けてきた者には、記憶が失われ認知が乱れていく病は受け容れやすいものではなかった。

なんとか母の病状の進行を食い止めようと必死だった。

母から忌むべき認知症を除去しようという発想は、母と病気を切り離して考え、病んでいる母をありのままに受け止めているとは言いがたい。

健康な自分は愛されるが、病気になった自分は否定されるのでは誰だってたまらないだろう。

母の認知症を治すことを諦め、これがあるがままの母なのだから、このままでよいではないか…と、母の存在を丸ごと受け容れることができたときから、母の認知症は好転し始めたように感じられる…。

三八　「食べられるうちは、大丈夫ですよ」と主治医に言われていたが、日増しに母の咳きこみが多くなり、摂取できるものが少なくなっていく。
ペースト状にした昼食が飲み込めず、豆腐とヨーグルトしか食べられなかった、とデイサービスからの報告を受け、ラコールを持参させることにした。

自宅では、胡麻豆腐、人参ジュース、粉状のカロリーメイトを混ぜ込んだヨーグルト、酒粕の味噌汁、玉子プリン、ゼリーなどを摂取しているが、薬やサプリメントを嚥下（えんげ）するのがしだいに困難になっていく。

誤嚥が起きれば命取りになるので入院を考えてはどうかとも示唆されたが、やはり訪問看護を利用して在宅のターミナルケアでがんばろうと思う。

三九　母に残された時間は、もう長くはないだろう。
余命いくばくもないからこそ、安全の保証と延命の可能性が高い病院よりも、親しかった人や熟知した人の顔が毎日見られ、愛する家族と一緒にいられる時間の長いほうがよいのではないかと考える。

いずれ必ず死ななければならない命なのだ。

たとえ死期が早まろうとも、良い人生だったと心から言える最期を迎えるほうが望ましい。

私が倒れればすべてが破綻するとケアマネから再三忠告されているので、初志貫徹するために無謀なことをするつもりはない。

母の意向には添いとげたいが、どのような末期になるかは母のカルマが決めることであり、いかんともしがたい力で展開する流れに従いきっていくだけである…。

⦿･｡:*୭ ៸:･★･:៸ ୭*:｡･⦿

（4）意味のない人生

二四〇　母の葬儀に関して、姉と真剣に相談していた時のことだった。

ベッドでいびきをかいて寝ていた母がいつの間にかフローリングの部屋にいて、不安というより恐怖に近い面持ちで椅子に座っていた。

「お母さん！　どうしたの？　なんでそんな顔してるの？」と訊くと、「わかんない…」と答えた。

自覚には上らなくても、母の深層意識にはすべてが聞こえていて直感していたにちがいない。

また別のあるとき、よだれを垂れ流し話すこともままならなくなり、食べる・寝る・排泄する以外には意味のあることも有用なことも何もできなくなった母のいかんともしがたい現状を思い暗然としていた…。

するとトイレに行ったばかりの母がまた起きると言い出し、取り込まれた洗濯物をたたもうとし始めた。結局、タオル一枚たためずにベッドに戻ったのだが…。

〔四〕ある日、死亡診断書や末期の処置についてケアマネと話し込み、電話を切って母の枕元に行くと、眼を開いていた。

「お母さん、買物に行ってくるから」と伝えた。

すると、レロレロ言葉でグズっているので何度も訊きなおすと、行かないで、ここにいてくれ、と言っている。

そんなことはこれまでに、ただの一度も言ったことがなかった。

「買物に行かないと、食べるものがないでしょう。…心配しないで。どんなに長くても二時間以内には帰るから」

「ダメ。一時間」

という言い方に、必死で抗議している子供のような可愛らしさがあった。

母の死後について考えている私の意識は、母の存在を否定するどころか存在そのものがこの世から消え去った後の事実に集中していた。

それを本能的に感じた母は、「存在を否定しないで」「自分のそばから離れないで」と、見捨てられてしまったかのような不安感に襲われていたのだろう…。

二四三　東京と大阪の仕事が終って帰宅すると、意外な報告を受けた。

母がショートステイをしている間、ペースト状のミキサー食をすべて完食できたというのだ。

経腸栄養剤やヨーグルト、ジュース、カロリーメイトなど特別食を持参したが不要だったという。

心なしか体力が回復したかのようにも見えたが、以来、一進一退をくり返している。

お互いにヘトヘトになりながら膨大な時間とエネルギーを排泄とその介助に費やし、母の食事を作り、食べさせ、認知症と感染症を阻止するために念入りに歯を磨き、目薬を差して寝かしつけてから、自分の食事を作り、食べ、生ゴミを庭に埋める…。

ただ死んでいくために残された時間を懸命に生きている母と、その母を介護するためにだけ生きている息子の、ほぼ無意味な日々だが、それ以外にどんな人生があるのだろうか…。

二四四　死の迫った人の人生は虚しく、その死にゆく人のために便の付着したシーツを洗い、書類に目を通して病院や役所や銀行を駆けまわり、買物をして帰ってくる介護の日々はさらに虚しいのだろうか…。

老衰とは逆に、日々成長していく赤ちゃんの人生は虚しくないのだろうか。

よだれを垂れ流しうんちやオシッコでオムツを汚し、バブバブ訳のわからないことを呟きながらミルクを飲んで寝てばかりではないか。

そっくりなのに、なぜ残された時間の長短で、その日その瞬間の生きている値打ちが変わるのだろうか…。

二四四　人生が始まったばかりの乳飲み子の一日が尊いなら、死ぬのを待っている老人の一日も、夕陽の最後の残光のように尊いのだ。

初めてのキスに切ないトキメキを覚えた日も、燃え尽きるように仕事に没頭していた時代も、沈黙と静けさの中で透明に澄みきっていく瞑想も、成功の瞬間も失意のどん底も、過ぎ去ってしまえば、夢のようではないか…。

人生に意味はなく、何をしてもしなくても、しょせん無限に繰り返されていく輪廻の環の一つに過ぎない。

介護にすべての時間を捧げてもよいではないか…。

二四五　「こんにちは、福助です」

と福助が挨拶をしても、母が無言でいることが多くなってきた。

「お母さん、どうしてお返事してくれないの？」

声が出ないのか、しゃべるのがしんどいのか、唇は動くがやはり黙っている。

母になんとしてもしゃべらせようとする。

「お母さん、福助が小さい子どもだと思って、バカにしないでね」

すると、母はレロレロの声を振りしぼるように何か言おうとしている。

何度も聞きなおすと、必死に「バカにしてないよ」と言っている。

日によって体調が一進一退なのと同様、ほとんど発音が理解できない日もあれば、なんとか会話が成立するときもある。

二四六「こんにちは」と、明るく元気に母の面前に現れた福助が、声のトーンを変え、「お母さん…」と呼びかける。

やさしい響きと微かな甘えと無心に何かを依頼する子供の雰囲気が込められ、思わず答えずにはいられなくなるような絶妙の間が続く。

「なあに」と母が答える。

「お母さん…、福助と遊んで」

「いいよ」

「何やって遊ぶの?」

すると母は、さあ、困ったなという顔で笑みを見せる。

「お母さん、じゃんけんしよう、って言わないでね。…だって福助、手がこんなだから、グーしか出せないの。お母さんがチョキを出してくれれば勝てるけど、パーを出されたら福助、負けちゃうでしょう」

あははは…と母が楽しそうに笑い出す。

二四七「お母さん、生きていて楽しいことは、なあに?」と福助が訊く。

しばらく沈黙が続いたが、蚊の鳴くような声で母が答えた。

「福助の顔を見ること…」

息子は淡々と介護をしているだけだが、福助は毎日「お母さんのこと大好きだよ。福助、お母さんのためにお祈りしてるの…」と優しい言葉を言い続けている。

人形だった福助が、今や母にとっては息子以上に重要な家族となり、生き甲斐にまでなったようだ。

二四八　よだれを垂れ流し、ほとんど話すことができなくなり、動物のように何度も必死に母が叫ぶのをやっと聞き取ると、タオルケットで足をくるんでと言っているだけだったことがあった。

食べるのも寝るのも寝返りを打つのも、排泄も移動も歯磨きも洗顔も着替えも入浴も…、すべてのことに人の介助がなければ生存を維持することができなくなった母にとって、生き甲斐とは何だろう。

人間らしく、尊厳を失わずに残された命を生き、立派に死んでいくことしかないではないか。

もう誰とも意思疎通ができなくなろうとしている絶望的情況で、かろうじて誰かと心が通じ合い、コミュニケーションができるというのは、どれほど大きな救いになっていることだろう。

福助というヴァーチャルな人格が最後の砦となって、母の人間としての尊厳が保たれている…。

二四九　ただ死ぬのを待っている老人も、恋人と逢うのに電車を待っている若者も、二度と帰らぬ、かけがえのない、無意味な人生の局面をそれぞれに生きている…。

誰もが死のゴールに向かって懸命に生き、日々、刻々、死んでいくことが、生きることなのだ…。

(5) 福助が開いた母の心

二五〇 植物人間のようにただ生きているだけの状態も、胃に穴を開け栄養物を直接注入する胃瘻(いろう)もゴメンだと明言してきた母だが、死期が迫ったギリギリの土壇場になってみないと本音の本心はわからない。

比較的発音が明瞭だったある日、同じ質問をして母の真意を確かめてみた。

意外なことに、母はキッパリと胃瘻を拒み、のみならず経管の栄養摂取もやりたくないと明言した。

さすがに、生きているのが辛くなってきたのだろうか…。

二五一 住み慣れた自宅で、念願だった息子に看取られ、母なりに思い残すことのない人生の幕の引き方ができたのではないか。

その望み通りの「幸福」な終末期を実際に手に入れた果てには、生きていることのどうしようもない苦しさと虚しさが続いていくのだと、母は痛感しているのだろうか…。

もしそうであるなら、さらに生まれ変わった来世に、何を求め、何を望むのか…。

〓　デイサービスやショートステイに出かける母の服装を決め、靴下を選び、着替えの肌着などを用意するのも大変だが、最も苛酷なのはやはり排泄の世話だろうか。

便を固めにする薬が効を奏し、母の排便の基本回数は減少したが、「もう出ない。終わった」と言いながら執拗に排便が続くので、結果的には便の処理が膨大な回数になっていく。

もう出ないと便座から立ち上がろうする母のお尻を拭き、ウォシュレットで洗浄し、もう一度拭くと新たに便が出てくる。

存分に出すだけ出して、と伝えるのだが、すぐに「もう出ない。終わった」と言い、お尻を拭いて洗浄し、もう一度拭くと、また新たに便が出てくる…。

これが延々と繰り返され、二人ともヘトヘトに疲れ果ててくる。

温厚な母が焦れてヒステリックに叫び、便座に座ったまま私を蹴ったこともあった。

この駄々っ子のようなトイレには困り果ててしまうが、尾籠なことで苦受を受けなければならない私のカルマなのだから致し方ない…。


〓　さあ、いつでも来い、と万全の態勢がととのっているときに、難しい排泄の処理などまず起きない。

どうしても手が離せないときを狙ったような、よくぞという絶妙のタイミングで大便の処理をしなければならない。

完成した食事をさあ食べようと鍋の蓋を開けた瞬間にトイレ介助を求められる。サッパリと一日の汚れを洗い落とした風呂上りに、母が起き出し大便が始まる。

出かける準備がすべて整い、余裕で待っていたデイサービスの迎えが来た瞬間、便意を訴える。あわててトイレに直行するが間に合わず、リハビリパンツの中に大量のゆるい便がまき散らされ、肌着も便座も床も便で汚れてしまう。迎えを待たせた状態で、最も手のかかる処理をしなければならない。

ビニール袋で三重四重に包んでも、真夏に週二日のゴミ収集では汚物の山から悪臭が漏れ出てくる…。

苦受を受けなければ不善業の解消にはならないのだから、困り果て苦しみ抜くことに意味があるのだ。

必然の力で与えられたものと、自らの意志で選んだものが完全に合致するのが人生だ…。

二五四　体の向きを替えてやっても、寝姿の襟元を整えてあげても、しゃべれない口でいまだに「ありがとう」と言う母。
しかし、こと排泄の世話や便の処理に関してだけは、一度たりとも礼を述べたことがない。

意図的とも思えないが、なぜ母が…と不思議になる。

だが、感謝の気持ちを捧げられれば、楽受の報酬を受けてしまうだろう。

より効果的な不善業の消し方を目指すには、一切の楽受を受けずに黙々とドゥッカ（苦）に耐え忍ぶのがよい…。

三五五　なぜこんなに寝てばかりいられるのだろう…と疑問になるほど眠ってばかりいる母。デイサービスから帰宅すると倒れ込むようにベッドに入り、途中何度かトイレに立ち、人参ジュースやポカリスエットを飲むだけで、夕食まで寝ているだけと言ってよい。

ある日、施設長と電話で話して面食らった。昼寝をしていることが多くなったとはいえ、母が皆さんと一緒に必死でレクリエーションをやろうとしたり、機能訓練に挑戦しようとしているのだという。

なぜ母が毎日こんなに疲労困憊（こんぱい）した顔で、息も絶え絶えになって帰宅してくるのか、謎が解けたようにも思った。

ほぼしゃべれなくなり、よだれを垂れ流し、自力歩行が出来なくなろうとしているこの期に及んでも、まだ残余の命に前向きだったのか…。

三五六　音声言語による母とのコミュニケーションはほぼ諦めかけていたが、根気よく会話を続けているとだんだん発音が聞き取れるようになることもある。

その日、福助が母の言葉を何度も訊きなおし、母の心中をうかがい知ることができた。

その会話を整理すると、こんな具合だった。

「お母さん、ただ寝ているだけで、退屈じゃないの？…何かしたいことないの？」（福助）

「勉強したい」

「え!?　勉強？　何の勉強？」（福助）

「国語」

「国語？…国語って、例えば、どんな本が読みたいの？」（福助）
「家庭の医学」
「家庭の医学で何の病気を調べたいの？」（福助）
「心臓」
「へえ！　心臓の勉強したいの。…お母さん、じゃあ、ひでお兄ちゃんがもうすぐ買い物に行くから、スーパーの屋台の焼き鳥屋さんで、鶏の心臓、買ってきてもらおうか。ハツ、一本一二〇円だよ」
「アハハハ…」と、久しぶりに母が笑い出す。

二五七　以前に一度だけ心臓が痛いと訴えたことがあったが、この時も心臓に違和感を覚えたので調べたくなったのだろうか。
この期に及んで、母とこのような会話が成り立つとは思いもよらなかった。

結婚して諦めたが、少女時代、医者になりたいというほのかな夢を持ったこともあったという。初耳の情報だ。

保健所の食品衛生課に長く奉職し、晩年、最後まで興味を持っていたのは、食物の薬効など栄養学関係だったことも思い出される。

何を考えているのかはおろか、単純な意志表示もよく理解できず、動物のような声を立てて呼ばれると、その瞬間、母が別人格の生物になったかのような異様な印象を受けることもあった。

ポカンと口を開けて寝ている母の顔を真似ると、その瞬間、真似されたことを理解し笑いながら軽くぶつ仕草をする。笑顔を見せれば反射的にニッコリ笑顔が返ってくるので、基本感情の確認はできる。

しかし、心中を察することができなければ、憶測と妄想がふくらんでいくのは避けられない。

話し言葉によるコミュニケーションが成り立ったことに、感銘を受けてしまった。

二五八　また別のある日、福助が根気よく話しかけ、母の発音が聞き取れるレベルになった。

するとと、呼んでも私がすぐに来ないのが不満だと判明した。

台所で洗い物をしていたり、テレビが点いていれば、まず母の小さな声は聞こえない。

「では、お母さん、毎日、生きていて何が楽しいの？」と、福助が重要な質問をした。

「福助とお話しすること」と答える時もあるが、この日は「皆んながよくしてくれるから」と答えた。

「皆んなって、誰？……デイサービスの人？」（福助）

母は黙っている。

「お母さん、みんながよくしてくれるって、誰のこと？」と福助が追及する。

母は黙ったまま、私を指差した。

不満もあるだろうが、おおむね私の介護をよしとしてくれているとわかり、ホッとした。

二五九　朝、身支度を整えてベッドに横たわり、デイサービスのお迎えが来るまで、福助との会話に母の心が弾んだ日があった。

「お早うございます」とスタッフがドアを開け、玄関先の椅子に座った母に靴を履かせてくれた。スタッフに腕を介助され、「行ってきます」と立ち上がって歩き出した母がドアのところで立ち止まり、ゆっくりと超スローで振り返り、見送っている私に手を振った。

なんとも可愛らしい様子に、若い女性スタッフが明るい笑い声を立て、「息子さんと別れたくないの？　だーめ。連れて行っちゃうわよ…」と言った。

息子に手を振ったのか、福助に手を振ったのか…。

帰宅した母は当然忘れているだろうから、これは永遠に分からないままになるだろう。

⦿・。・*・★・*・。・⦿

（6）認知症が良くなる？

二六〇　母が呼んでもすぐに息子がやって来ないのは不満だろうが、微妙な問題である。

危険な事態が発生したときには飛んで行かなければならないが、母のかたわらで付きっきりにしていると、自分でやればできることを次々と要求しがちである。

寝返りを打たせてくれ、やはり仰向けにしてくれ、起こしてくれ、椅子に座らせてくれ、やはり寝かせてくれ、枕の位置を直してくれ、眼を拭いてくれ…。

なんとか自力でできることも、してもらった方が楽なので、私がいれば文字どおり手足のように使いたがるのだ。

そうしてやりたいのは山々だが、それでは炊事も洗濯も買物も仕事も何もできなくなる。結果的に母を完全な寝たきり状態に追い込むスピードが増し、最後まで自立して生きようとする精神を失わせるのではないか。

望むとおりにしてもらえたという満足感を与えるのがベストの介護なのだろうか…。

二六一　急ぐ時は母の手を引いてトイレに直行するが、通常のトイレや洗面、歯磨きなどの移動には手を貸さず、倒れそうになったら支える態勢を取って、母の背後に張りついて歩く。

前にまわってよだれを拭いたり背後に戻ったり、この方が時間的にも労力的にもコストはかかるが、母のためによいと考えている。

本当はどうなのだろうか。

母にとっては、やさしく手を引いてもらって歩くほうがより多くの幸福感を感じられるのかもしれない。

自力歩行の筋トレ、転倒を怖れる緊張感、必死でバランスを取る平衡感覚の訓練、老いの現実とまだ独立独歩できているという自信…。

たとえ相手から悪く思われても、甘やかさないで、自立をうながそうとする方針は、長年の瞑想指導の基盤に由来するものだが、老親の介護現場でもそれが出ているか…。

二六二　ただ生存を維持することだけが唯一の仕事になった老残の身に、自立をうながし、明日に向かっての未来志向は果たして必要なのか…という問いも浮かんでくる。

死期が確定しているわけではないし、母に死ぬ準備がどこまでできているのかも分からない。

生の意味がわからないまま、必死で日々の命を生きているのは、若い頃も今も変わらないようにも思われる。

死を受容しているかのような発言もしてきた母だが、土壇場にならないと本音はわからないものだ。

滝が落下するように明日が今日になり昨日になっていく無常の流れのままに、生存を続けようとする盲目的な意志に衝き動かされ輪廻転生していくのではないか…。

二六三　流動食に変わったころから、眠ってばかりいた母が目を開いていることが増えてきた。あまり眠気が来ないのだという。考えられる要因は、通常食よりもはるかに栄養バランスのよい食事になり、しかも以前よりも消化に負担がかからなくなったからかもしれない。
完璧な栄養が体にまわり、しかも消化に負担がかからない状態は、頭が冴えわたり、理想的な瞑想をするのに最も望ましい身体コンディションの整え方と同じである。

母の理解力や判断力、情況を把握する力など認知能力が全般的に以前よりも今のほうが良くなっているように思われるのだが、認知症が好転しつつある要因の一つではないだろうか。

明晰な意識と智慧の発現する心を求め続けてきた者にとって、大切な母親が死んでいくときの心の環境設定が目指す方向に整えられてきたと感じる…。

二六四　明晰な意識状態を最後まで保つ。

死の意味を正しく理解し、死を怖れない。

解脱はできなくても、この世に未練も執着も残すことなく、きれいに美しく死ぬ瞬間を迎え、往生すべきところに転生する…。

二六五　目覚めている時間が長くなり、意識が明晰になれば、新たなドゥッカ（苦）が発生する。

手足の筋肉がうまく使えない寝たきり直前の状態で、何かをやりたいが何もできず、話すこともできず、眠らなくなった母。

ひっきりなしに呼び寄せては、起こしてくれ、座らせてくれ、また横にしてくれ…とわけの分からないことを命じ続けて、苛立ち、グズる。

「お母さん、どうしたいの？　何をして欲しいの？」

話せなくなってきた母のために意思疎通用の文字盤を送ってくださった方がいたが、ベッドに仰向けで指差すのがシンドイのかあまり使いたがらない。だが、意志がどうしても伝わらなければ使わざるを得ない。震える手で、ようやっと文字盤を指差していく。

ナニヲ、シテ、ヨイノカ、ワカラナイ…。

二六六　認知が乱れ、自分の現状もよくわからない混乱状態の中で、ただ眠っては食べ、食べては排泄してまた眠りながら、夢のように死んでいければ、老いの苦にも、死の苦しみにも直面しないですむのだろうか…。

明晰な智慧の心を得てしまえば、なぜ生きるのか、何をすべきなのか、何もできなくなった命がどのように死んでいけばよいのか、恐るべき問いの数々から、眼を背けることができなくなるではないか…。

若いころも苦しかったが、老いてもなお苦しい、ドゥッカ（苦）の現状を、ありのままに、つぶさに思い知らねばならない…。

二六七 何かやりたいのに何をしてよいのか分からず、意志表示もままならないほど筋肉系が衰えたのに、切ない現状を自覚する意識だけは明瞭になった悲劇…。

二六八 苦の現状を痛切に自覚すればするほど、苦から解脱する道が開けてくるのが仏教である。だが今の母には、苦が明確に実感されても、苦の意味を正しく理解する素養に乏しい。

読書は、したくない。テレビも、見たくない。ゲームも、操作ができないはずだが、いや、試してみようか。

「じゃあ、お母さん、オセロやってみる？」と訊ねると、うん、と言う。

プルプルと手が震え続けてコマをはじき飛ばしてしまうので、もう無理と諦めていたが、椅子に座らせ、コマの位置を指差すだけにして、置くのも引っくり返すのもすべてこちらでやってあげることにした。

すると、なんとか対戦が進行していった。

四隅の一角に母のコマを一つハンディに置くと、互角の試合展開となり、僅差で母が勝利した。

生き甲斐を再発見したかのように、母は満ち足りていた…。

二六九　そもそも意味のない人生なのに、さらに死の迫った終末期にさしかかり、どんな生きる意味が見出されるというのか…。

ある日、母の食事を介助していると、私のズボンの膝に小さなホコロビがあるのに気づいて指差し、私の顔を見て微笑んだ。

まるで童女のような可愛らしさに、「うん、穴、開いちゃったの…」と、私も思わず笑みを返した。

…ただそれだけのことだったが、家族と一緒に暮らしている楽しさや、情緒的な絆で結ばれている安心感など、ささやかな幸福感を感じるのは、なんの変哲もないこうした日常の断片ではないか。

黙々と母の食事の介助が続いていったが、微笑の余韻が長く残っていた…。

⦿･｡.:*☆*:.｡･⦿

（7）笑いたい…

二七〇　母の身体は日一日と弱っていくのに、心は逆に明晰になり目覚めている時間が増えていく。

当然、母を介護する仕事量は増大していく。

『お母さん、いい加減にしてよ。これじゃ自分の仕事が何もできないじゃないか…』と実感しているときなどに限って、母がグズり始める。

どれほど認知症が進行しようと、自分の存在がうっとうしいと思われているのか、受け容れられているのか、生存に直結する動物的直感は働くものだ。

母を放ったらかして二階で原稿に集中していても、おだやかな時もある。母のかたわらに寝そべって付きっきりの情況を作っても、グズり続ける時もある。問題は、心なのだ。

心が本気で寄り添い、優しい受容的な波動が出ているか…。

二七一 朝日カルチャー講座や一日瞑想会で不在にする間、母はショートステイに二〜三泊するのが定番化した。

当初は気がかりで何度も母のイメージが去来したが、今では母を見送った瞬間から心が切り換わり、帰宅するまでダンマのことだけに一〇〇パーセント集中する。仕事が終わり帰途につくまで、母のことは意識から除外されて思い出すことがない。

すると、数日ぶりに帰宅した母と再会した瞬間、新鮮な心にリフレッシュされていて、やさしい心が全身に湧き上がってくる。

母の介護を一手に引き受けていると、いつの間にか濃密な空気に煮詰まって、むせ返るように疲弊していたのだと知られる。

心に人を受け容れるスペースと余裕がないと、やさしさが硬直する…。

〔二七三〕静かな心よりも、乱れた想いが頭に充満している状態のほうが、脳のエネルギー消費量が増大するだろう。

のみならず不善心のネガティブ思考が駆けめぐるたびに、怒りのホルモンや不安・恐怖系のホルモンが分泌され、心身にダメージを残し、疲弊させていく。

人が疲れるのは、不善心に由来する…。

その思考を止めていくヴィパッサナー瞑想が、どのような問題にも全対応型で心をスッキリさせていく所以である。

不善心所が心から完全に駆逐され、心を空っぽにすることが癒しと力の源泉となり、智慧を育んでいく。

〔二七四〕心を空っぽにする瞑想の最中に、階下に気配が感じられ、やむなく中断して母のトイレを介助する。

サティを持続することはできるが、高まった集中は壊れていく。

存分に瞑想ができなければ、心は徐々に爛（ただ）れていくだろう。

一方、ダンマの仕事に没頭している一瞬一瞬の思考は、これ以上はない善心所モードに支えられてキラキラと展開していく…。

世のため人のためになるダンマ系の善なる情報を無償で与えることを「法施」という。

法施がなされる一瞬一瞬、それを受け取る者よりも、情報を発信し与えている者にこそ、掛けがえのない恩恵がもたらされているのかもしれない。

二七四　疲労困憊した表情の母がショートステイから帰宅してくる。

椅子に座らせ、靴を脱がせながら、「お帰りなさい」と言う。

「た・だ・い・ま」と蚊の鳴くような声で答えるが、母の無表情に近い顔はほとんど変わらない。

着替えさせ、ベッドに寝かせ、ヤクルトを一本飲ませる。

福助を取り出し、母の顔の正面に向き合わせ、「こんにちは…」と久しぶりのご対面となった。

その瞬間、母の顔全体がパーッと輝き、若々しい、これ以上はない笑顔がひろがり、「こんにちは…」とちょっと高めの華やいだ声で答えた。

え！　お母さん、こんな顔で、挨拶ができるの⁉　息子には、まったくの無表情で、そっけないお返事だったのに…。

さすがに嫉妬はしないが、それにしても…と、複雑な想いがかけめぐっていく嬉しい驚きだった。

二七五　母の一切の世話をしている息子よりも、何もしないし、できないが、毎回やさしい言葉を語りかけてくれる福助の方が、母にとっては掛けがえのない大事な存在になっているようだ。

瞬間的な反応には隠しようのない本音が現れるから、やはり母の本心なのだろう。

相手が聞きたい言葉を、言わなければならない…。

妻のため、家族のために、ただ黙々と、額に汗して働く、世のお父さん…。

二七六「福助ね、お母さんのことが大好きなの」と福助が言えば、「わたしも、大好きだよ」と聞き取れる発音で母が言う。

そんな母を眺めて、なんて幸せそうな顔なのだろう、と思う。

腹話術とはいえこんな可愛らしい声で毎日、私自身が愛の囁きをしろと言われても、さすがにそれはできない。

しゃべりでは福助に勝てないが、アイコンタクトや顔の表情ではこちらも負けてはいない。

母の様子を見に行くと、何をするでもなくただ天井を見ながらおとなしくしていることも少なくない。

ちょうど昼寝から目覚めた赤ちゃんが一人で良い子にしているような風情にも見えて可愛いので、近づいて真正面から母の顔を覗き込む。

無表情だったが、私の微笑にすぐに反応し、なに笑ってるの？　という顔で口元がほころび、たちまち笑顔が完成していく。

普通にしゃべれる人間なら長時間のアイコンタクトは到底無理だが、話すことのできなくなった母を相手にするといつまで見つめていても沈黙が重くならない。

かくして、一言もしゃべることなく、母の情緒は安らぎ、すっかり満足する。

福助には、こうはいくまい…。

二七七 言いづらい本音を伝えるには、対面するよりも、両者の間に曇りガラスなどの間仕切りがあったほうが語りやすい。電話や手紙なら相手の視線にさらされないので、もっとよい。

そのように、福助を使えば、言いづらいことがアッサリ言えるし、訊きづらいことも訊ける心理的緩衝装置になっている。

人形セラピーの存在などつゆ知らずに、ただの思いつきで始めた福助だったが、今や認知症介護の天使になった。

母もまた福助に向かってなら、生活万般の不満や私への要求などを悪びれずスラスラ言ってくれる。

「お母さん、毎日生きていて、楽しいことはあるの？　今、何が生き甲斐なの？　楽しいことは、例えば何なの？」

いちばん訊きたいことだが、面と向かっては言いづらいことを次々と福助に訊いてもらう。

文字盤を使って、母が答える。

「（楽しいことは）ない」

「…たまには、ある」

「…笑いたい」

そうか、笑いのある日々が望みであり、生き甲斐なのか…。

二六八　笑いがはじける日もある。

母の眼に目ヤニが出ていたので、朝晩、抗菌目薬を点眼する日が続いた。

こぼれた涙を拭いて、とベッドから母が依頼する。

よしよし、とティッシュを取り、眼を拭こうとしたとき、母の鼻腔に鼻クソが付いているのが見えた。そこで気が変わり、眼に向かっていたティッシュがサッと鼻の穴に入って鼻クソを取り始めた。

するとと、金切り声のようなけたたましい声を立てて母が爆笑しはじめた。

「どうしたの⁉　お母さん？」

レロレロで聞き取れないが、どうやら「鼻じゃないよ！　眼だよ！」と大笑いしながら叫んでいる。

ハア、ハア…と笑い疲れて肩で息をしながら、母は眼を拭いてもらい、鼻クソも取ってもらい、満足して昼寝に入った。

…こんな風に笑いのある日々が、母の望む幸せなのか。

二七九　食べること、排泄すること、身を守ること、交配すること、子育てすることだけで、どんな生物も日々懸命に、必死で、汲々（きゅうきゅう）と生きている。

「生きる」とは、ただ生存を維持するための総力戦に過ぎない。

幼獣たちがジャレ合って遊んでいるが、余剰エネルギーの浪費などではなく、「食う」ための狩猟トレーニングであり順位確認の前哨戦なのだ。

草木も鳥獣虫魚も、何のために生きるのか…という哲学的問いを発する余裕がない。

そんなことを考えているのは、山海の珍味を食べ過ぎて今度はやせるために、金と時間とエネルギーを浪費しながらジム通いしている人間だけだろう。

生きることに、意味はあるのか…。

二六〇　食べる。寝る。排泄する。「お母さん、バナナみたいの出したんだって？」と福助とおしゃべりして笑う。家族と一緒にいる安心感を確認する…。

これが母の幸せであり、人生だ。

生きることに、意味はあるのか…。

⦿.。.:*ﾟ๑ﾟ:.:★.:.ﾟ๑ﾟ*:.。.⦿

第五章　認知症は治るか

（1）ナニヲスレバイイノ？

二六一　短期記憶は好転しないものの、母の判断力や配慮、現状把握力などがとてもしっかりしてきたので、しばしば認知症であることを忘れて対応していることが少なくない。
毎回母のショートステイが近づくと福助が何度も丁寧に説明するのだが、前回は「明日からショートステイだよ」と私が自分の声で一度伝えただけだった。当日の朝は、お迎えが早めに来てしまったので、再度の確認をしないまま送り出してしまった。

すると、帰宅した日の夕食時に、母は涙を浮かべ「なぜ、一人きりにしたのか」と怒った。え！　と胸を衝かれた。理解できていなかったのか…。

事情を丁寧に説明すると、あっさり解ってくれたのでそれで済んだが、三泊四日の間、不安と怒りと絶望と悲しみと疑惑に苦しみながら不善心にまみれていたのだろうか。

ストレスは認知症を悪化させると言われているのに…。

二六二　やせ細り、今や母の体重は三八キログラム、『餓鬼草紙』のひとコマから抜け出してきたように背中は曲がり、髪の艶は失われ、皮膚はたるみ、すり足でトイレに歩くにも支えがなくては無理になってきた。
一人で起き出そうとして電動ベッドから滑り落ち、蚊の鳴くような声で助けを呼んでも、二階にいれば聞こえない。踵で床をドラムのように叩いて報せるので、あわてて駆けつけることもしばしばである。

老いの無残さに心が痛むが、たとえ身体が完全に不自由な状態になっても、心の世界が正常に保たれ、現状を自覚し、人とのコミュニケーションができ、明晰な意識で最期の瞬間まで「目覚めている」ことができれば、本望ではないか。

それは、体を整え、心を研ぎ澄まし、無明の闇に智慧の光が射し込んでいく瞬間の眩さに人生を賭けてきた者の悲願だ…。

二八三

ある日、夕食の介助をしている最中に呼び鈴が鳴り、中座して玄関に出ると宅配便だった。食卓に戻り、黙って母の口元にスプーンを運ぶと、「誰だったの？」とレロレロの声で訊いた。え⁉　と面食らった。

この期に及んで、母が来客に関心を寄せるとは意外だった。

自宅では、ベッド（寝る）と食卓（食べる）と洗面所（歯磨き＋洗顔）とトイレ（排泄する）以外には、興味も関心もまったくないと思われていたのだが…。

ただ生存を維持するだけで息も絶え絶えのように見えていたが、現状を把握する認知能力や判断力が正常に回復してきたのだろうか。

そういえば、食事中にテレビを観る余裕など皆無だったが、昨今では画面を食い入るように見つめていて、食べることをしばし忘れることが増えてきた。

寝たきり寸前で、しゃべることもままならないほど老衰が進行している母だが、意識の明晰度が取り戻されてきたのであれば、一年半におよぶ介護に勲章を授かったように嬉しい…。

二六四　デイサービスから帰宅し、コタツでお昼寝した母に「ヤクルト、飲む?」と訊くと、「うん」と答えるのが常である。
天井を見上げている母のおデコに冷えたヤクルトを一本立てると、「何やってんの」という顔で母が微笑む。

そのまま立てておくと、「取って」と母が言う。

「だめ。…取ってあげない」と答えると、母はナマケモノのようにゆっくり手を伸ばしてヤクルトを取ろうとする。

その手を押さえつけて動けなくすると、母は何がおかしいのか、キャーキャー笑いながら首を振って倒そうとする。

その頭も手も押さえつけると、母は弾けるように大笑いしながら「取って…」というのが可愛らしくて、二人で笑い疲れるまで遊ぶ。

最後にヤクルトを飲ませてもらうと、母はすっかり満ち足り、安らいだ表情で目を閉じ、おとなしく横になっている。

死にゆく母の認知症を改善させた最大の要因は、笑いがもたらす情緒の安らぎかもしれない…。

二六五　昔の思い出も、今の気持ちも、言葉ではほとんど表現できなくなった母。
毎日、毎回、とろみを付けた飲み物と流動食だけの食事となり、家族と仲よく同じ物を食べる生活も失われた。

ギリギリの生存をかろうじて維持していくだけの終末期の日々の中で、母にどんな幸福があり得るのだろうか…という問いが渦巻いていた。

おデコにヤクルトを一本立てるだけで、はからずも母にささやかな幸せをプレゼントできたか…。幼児が母親にたっぷり遊んでもらった後のような充実感が、なぜか私自身のなかにも余韻として響いていた。

ただ生きているだけの人生、ただ生きているだけで味わえるささやかな幸せ…。

二〇一六　失禁が増え眠ってばかりいた母の認知症が好転すると、直面しなければならないドゥッカ（苦）が増える。

体の老衰は日ましに進行し、介助の度合いは上がる一方で、昨日までできたことが今日はできなくなっている。

もはや一人では洗顔もできないので、顔を洗ってやりローションや化粧品も塗ってあげなければならない。食事中に咳き込めば、食卓一面に口内の食物をまき散らしてしまう。トイレにも歩くにも身を起こしているときは常に、垂れてくるよだれを拭きながらダブルの仕事の並行処理をしなければならない。

重度の身体障害者状態に近づいているのに、意識がクリアーになり、認知能力が戻り、昼寝が半減し、注意も自覚も現状の知覚力も正常化しつつあるように思われる母。

私の望んだ通りになってはきたが、母の苦しみも私の苦しみも増大したのかもしれない…。

二六七　「ワタシハ、ナニヲスレバイイノ?!」

デイサービスがお休みの日、必死で何かを訴えている母の言葉がやっと読み解けた。

食べて排泄する以外のほとんどの時間、イビキをかいて眠ってばかりいた頃もあったが、認知能力の回復とともに昼寝が少なくなった。

その結果、意識は明晰なのに、思うようにしゃべれず、体は動かせず、やる事がないのだ。

ゲーム機、クロスワードパズル、漢字ドリルなども、付きっきりで介助すればできるかもしれないが、独りではさすがに無理。オセロの相手をしてあげたいが、ミキサー食を作り、食べさせ、トイレの世話がやっと終わって、さらに遊びの相手までしていたのでは、仕事はおろか自分の食事も片付けも洗濯も掃除も買物も何もできなくなる。

認知症が好転し意識が明晰になった母は、「何をして生きていけばいいの？」と生きることのドゥッカ（苦）に直面する…。

二六八　笑いころげて、楽受を得て、快感ホルモンに浸る幸福の瞬間を、誰もが求めているのだろう。束の間の幸福を何度も、切れ目なく繰り返し、永遠に、幸せの連鎖を楽しめたらどんなによいだろう。

愛する人には、わが子だけには、自分の親だけには、そうしてあげたいと願ったところで、そんなことが可能となる条件と環境が現実に整うのだろうか…。

二六九　明晰になった意識は、真実を洞察する智慧に昇華し、苦を直視する眼は解脱に向かう…。

現実がありのままに見えてくれれば、老いの苦、死の苦、生存の苦に直面しなければならない。

母よ…。

二九〇　母のトイレを介助するために使い捨て手袋を取ってくると、驚いたことに、母は便座の前に設置してあるテーブルの新聞を読んでいた。

未読の新聞が置かれていても、いつも呆けたようにただ待っているのが常だったが、この日は開かれていたページの記事に眼を通していたのだ。

わずかな時間を退屈に感じる母の心の余裕に、認知症の回復ぶりがうかがわれた。

進行すれば尿意を告げることもなく垂れ流してしまう病気と聞いていたが、多いときは一時間に三度も四度も排尿の介助をしなければならないのは負担とはいえ、排泄の失敗を恐れる精神は健全なものだ。

だが、正常な意識がもどるにつれて、やることのない母の不満度は上がり、介護者の負担も増大し、ともに直面する苦…。

二九一　いつまでこの介護が続くのだろうか…、果たして、身が持つだろうか、と心が暗転することもある。

母を一人残して買物に出かける道すがら、動脈瘤が破裂したり転落死したりしていないだろうか…という妄想が浮かぶこともある。

生きている母とはもう会えなくなるのか…という思いが迫ると、今のうちにどんなことでもしてあげたいと、やさしい気持ちで心がいっぱいになっていく…。

⦿･｡:*๑•:･★･:•๑:*:｡･⦿

(2) 一人去り、二人去り…

二九二 八八歳にもなると、同時代を共に生きた親戚も友人もご近所さんも、そのほとんどが故人になっている。

それでもただ一人残った六〇年来の母の親友から電話があり、同居していた娘婿が今朝亡くなったという。

母が親友の家を訪ねるたびに、必ず車で送り迎えをしてくださった自慢のお婿さんだった。

デイサービスから帰宅した母に、訃報を伝えた。

「Mさん家のT雄さんが、亡くなったんだって」

「え!」という顔をして母は絶句したが、その認知の速度も反応も尋常で正確だった。

これまで何度も死のレッスンをくり返してきたが、この日の母の表情は真剣で、死がリアルなものとして母の意識に迫っているように思われた…。

二九三 「こんにちは」と福助が挨拶すると、母も「こんにちは」と答えて微笑がもどった。

「お母さん、T雄さん死んじゃったよ」と、福助が直球を投げる。

母は無言で、何を考えているのか定かではないが、認知症が好転した今こそ死のレッスンに最適であろう。

「お母さん、死ぬの、怖い？」と福助がストレートに訊くと、母は「怖い…」と答えた。

「死ぬのが怖いのは、どうして？」と福助がたたみかける。

レロレロでよく分からないが、死ぬと、自分の存在が消えてしまうという想定が不安と怖れのポイントらしい。

「お母さん、だいじょうぶだよ。死ぬとすぐに生まれ変わるから。…きれいな心で死ねば、幸せなよいところに再生できるんだって。死ぬ瞬間は痛くないし、生まれ変わって、また人生が続いていくから心配ないよ」

二九四　この世は一切皆苦と心得、存在の世界から解脱する思想を拠りどころにしてきた者が、死にゆく自分の母には正反対の理解をうながすのか…。

二九五　幸福を満喫し、身をもって幸福の限界を思い知った者が、この世を厭離して道を求める順番だ。法を受け容れる能力も、修行の才能も、要するに機根(きこん)というものは千差万別だ。
母には母の道がある…。

二九六　葬儀場で出会った母の親友は、車椅子に座ったまま火葬場に向かうマイクロバスに乗車していった。

一年前には元気一杯、大きな声の早口で、浮かんでくる思い出を矢継ぎ早に語り続けていたのだが…。

跡とりだった娘さんはとうの昔に乳癌で亡くなり、残ったお婿さんにも先立たれてしまったか。慶賀すべき長寿のはずだが、娘や婿の死後、独り長生きを続けるのも「老いの苦」ではないか…。

二九七「お母さんの様子が変なので、来てください！」

デイサービスの職員に告げられて駆けつけると、帰宅の送迎車から降りようとしていた母の眼は焦点が定まらず、意識が朦朧(もうろう)状態だった。

私が母の頭、職員が脚を持ってかつぎ込み、ベッドに寝かせた。

帰り支度を整えているときに、急に様子が変になり血圧が異常に下がっていたという。昼食は普通量がとれていたので低血糖症状ではないらしい。

服も着替えず何も飲まず食わずトイレに立つこともなく、母はイビキをかいて眠り続けた。

救急車を呼ぶべきか微妙だったが、血圧が一二〇程度にもどったこと、顔色が普通だったこと、動脈瘤はあるものの脳血管に由々しい事態が突発しているようには見受けられなかったこと、翌日は定期検診で主治医を訪ねる予定になっていたことなどから、そのまま見守ることにした。

いつものように夕食を用意したが、母の爆睡は続き、声をかけても気づかぬほど眠りが深かった。

ノルウェイの画家ムンクの「叫び」のように口を開けたまま、一晩中眠り続ける母…。

介護が始まって以来、母の死を常に念頭に置いてきたが、リアルな感覚が迫ってきた…。

二九八　翌朝、目覚めた母はゲッソリやつれていたが特に異常はなく、普通量の朝食をとることができた。姉の車で主治医の診察を受けに行ったが、母の筋肉系の衰えは著しく、通院はこれが最後になるかもしれないと思った。

信頼する主治医は往診を一切なさらないので、今後は往診看護のクリニックとの連携体制になっていくだろう。

採血と今後の看護体制についての話が展開し、昨日の意識朦朧状態についての判断を伺うことができなかった。

今は原状回帰しているので、あまり気にすることはない一過性の症状だったということか。

ともあれ、介護の最終章である死の瞬間と葬送の問題が生々しい現実感を帯びてきた…。

二九九　母の筋肉系の老化は下降の一途をたどり、トイレや洗面での介助はさながら泥酔した酔っぱらいを助けるような塩梅（あんばい）である。

ミキサー食に切り換えてからは、食パンと牛乳をベースに牡蠣やレバー、はんぺん、卵など高蛋白質の食材の摂取が可能となり、とろろ昆布やクラゲなどを混ぜることによってとろみもつく。

咀嚼による摂取では、食パン一枚が半分になり三分の一になり、ついに普通食は無理…という展開だったが、今では毎回食パン一枚プラス乾パン二、三個程度が食べられるようになり、ヨーグルト、胡麻豆腐、ミックスしたジュース、ラコール、玄米穀乳、各種サプリメントも併用しているので栄養状態は格段によくなったと言える。

認知症が好転し心が正常化してきた一因になっているだろうが、しかし、発話もふくめ筋肉系全般の衰えを阻止することはできず、むせ込みや誤嚥も悪化していく一方だ。

胃瘻も経管も断ると母は意志表示をくり返してきたが、果たしていつまで口から食べられるのだろうか。

まともな意識になってきた母が土壇場で何を感じどう思うのか知る由もないが、そのときの意向に沿っていくだけである。

三〇〇「お母さん、今、幸せ？」と福助が訊く。

母は黙っている。

「幸せなの？……不幸なの？」と福助がたたみかける。

母は何も答えない。

「お母さん、幸せなの？　幸せじゃないの？　どっち？」と福助が執拗に追及すると、母はやっと口を開いてレロレロの発音で答えた。

「…幸せだよ」

「どうして、幸せなの？　何ゆえに幸せだと思うの？　教えて…」

不明瞭な発音ゆえに時間のかかる会話だったが、母は理由を明確に述べた。

「思いどおりに、なっているから…」

三〇一「思いどおりなので幸せ」と母が言う根拠は、住み慣れた自宅で、念願だった息子と暮らしながら介護してもらえる情況を指すのだろう。

「幸せか」と訊かれても即答しなかった、あるいはできなかったのは、すべてに大満足しているわけではないからではないか。

問い詰められれば、「（おおむね）幸せ」と答えざるを得ない思考の展開があったのではないかと推し量った。

生きていく上での基本的営みをすべて介助してもらっても、それではただ生存しているだけに過ぎず、呼べば自分の手足のように瞬時にかけつけて欲しいだろうし、退屈しのぎにいつでも遊び相手になってもらいたいと思うのが自然なほど母の認知症は好転しているように見える。

人生の終末を迎える基本環境は「思いどおりに」なったが、果たして生活の隅々にいたるまですべて「幸せ」と言えるのか。

総論としては「幸せ」だが、各論では不満も多く、それゆえに「幸せ」と即答できなかったのではないか…という考えが流れていった。


三〇二　そう思うと、母に申し訳ないと自分を責めたくなるが、しかし、私のやれることにも限界がある。

母の悲劇は、同居して末期を看取ってくれる家族が一人しかいないことだ。

妻子や孫が賑やかに暮らす普通の家なら、交代する人手が理想的なローテーションを組めるだろう。

長寿を得た者はそのような大家族に囲まれて往生を遂げ、残された者は死にゆく命の学習をするのが人類の本来の在り方だった。

孤独死、核家族、無縁社会、大都市の生活形態…いずれも人類七〇〇万年の歴史上、マバタキするほどの刹那に狂い咲いた徒花(あだばな)に過ぎない。

そんな時代には、人並み外れた徳を積んだ稀有な者にしか、人間としての本来の死に方もできなくなっている。

因果論を心得る者は、家族を大事にし、より多くの人を愛し、お世話し、衆善奉行に励むことだろう…。

⦿:。:*๑՞:★:՞๑:*:。:⦿

(3) 弟の豆太郎

「こんにちは」と福助が、デイサービスから帰宅した母に挨拶する。

「こんにちは」と母も答えるが、そう言うだろうと予測しているので聞き分けられるような発音である。

「お母さん、福助ね、弟ができたんだよ。…会いたい?」

何の話…?という顔で母は「うん」と答える。

頭にストラップの付いた小さな根付けの福助人形が、母の目の前に登場する。瞑想会の生徒さんがプレゼントしてくださったものだ。

「こんにちは。…福助お兄ちゃんの弟、豆太郎でございます」

母の眼が急に輝き出し、へえ、福助だ…とでも言ってそうな顔で、「こんにちは」と答える。

三〇四

「お母さん、…豆太郎も、この家で暮らしていいですか?」

「いいよ、いいよ」と、たまらなく嬉しそうに母が答える。

「ありがとうございます。…お母さん、…豆太郎のことも、可愛がってね」

「はい」

と母は一声答えただけだったが、その声にはやさしい響きがあり、母親モードの脳回路にスイッチが入ったのだろうか、若かりし母を彷彿とさせた。

本当は、沈黙を好む瞑想者などではなく、大勢の子や孫と笑いながら賑やかに暮らすのが大好きなんだけど…という憧れと、諦めと、でも、人形芝居でも楽しい…といった諸々の思いが複合しているような気がしたが、深読みだろうか…。

三〇五

人形と分かっているのだろうかと疑うほど、母は福助と話すのが大好きだが、親友の娘婿の死を報された瞬間の母は印象的だった。

「お母さん、今朝、Mさん家のT雄さんが亡くなったんだって…」

と福助が言った瞬間、母は絶句し、確かめるようにキッと私の方を見た。

そんなことが、最近になってから増えた。

いつものように福助と話していても、大事な話になると、母は真顔になって必ず私の方を見るのだ。

その様子は、戯れに人形と遊んでいるだけで、福助を人間と同一視などしていないことを歴然と示している。

五ヶ月前に初めて福助と出会って以来、母は果たして人形と識別しているのかどうか定かではなかったが、今は明らかに、ちがう。その差異に、認知症好転のエビデンス（証拠）を見るのだが、明晰になればなるほどドゥッカ（苦）が身に沁みる皮肉な現実…。

三〇六 認知症が完治したわけではない。

好転はしているものの、短期記憶の衰えはまだ病的である。

「Mさん家のT雄さんが亡くなったんだって…」

翌日も同じことを母に伝えると、母はビックリし前日と同じ反応を示した。

次の日も同じだったが、四日目には『その話は聞いたよ』といった表情で平然としていた。

姉がデイサービスに母を訪ねた日、帰宅した母に訊いてみる。

「今日、誰か訪ねてきてくれた人いましたか？」

「誰も来なかったよ」

母は毎回見事に忘れてしまっていたが、最近になって「誰か来たかもしれない…」と記憶に残る日が増えてきた。

認知症好転の証左ではないかと考えている。

三〇七「認知症は治りません。急速に悪化するか、ゆるやかに悪化するかの違いがあるだけです」

と、どの医者にも言われたものだが、心の中では一蹴していた。

『科学などというものは、新たな事例や症例が出てくればいつでも定説が覆されてしまう歴史ではないか。権威ある専門家に何を言われようが、私は、自分自身にネガティブな暗示をかけたりはしない。強力なチェータナー（意志）が未来の現象を生起させていくのが「行（サンカーラ）」の構造ではないか。切に願うことは必ず遂（と）ぐるなり、と人に説いてきたのだ。母の認知症を食い止めるために、あらゆることをやってやろうじゃないか…』

前向きの肯定的な考え方を、ブレることなく、力強く繰り返してきた…。

三〇八 何がなんでも、その願望を未来に実現させたい、という執念を燃やしていたわけではない。もし医者の言うように事態が悪化したら、その時はその時で、現実をありのままに、淡々と受け容れていくだろうという覚悟も揺るぎないものだった。

認知症が進行するのもドゥッカ（苦）だが、好転し、明晰な意識で老死の苦に直面するのもドゥッカ（苦）なのだ。両者にさしたる違いはない。

病気が治るのも、悪化していくのも、ただの現象の変化に過ぎないと腹に落ちていれば、良くなることを願って日々懸命に努力しつつも、本当はどちらでもよく、捨（ウッペカー）の心が定まってくる。

三〇九 デイサービスのミキサー食が呑（の）み込めず、全体量の一割程度しか食べられない日が続いた。

帰宅した母は、エネルギーが不足し血糖値が下がっているのだろう、夕食に起こされるまで昏々と眠り続けた。

家で食べられなければ、母は生きていけなくなる。

とろろ昆布などでとろみをつけたミキサー食をスプーンにすくい、なるべく喉の奥に押し入れ、ジュースやヨーグルト、ラコールなど液状のもので流し込むようにして食べさせるのだが、呑み込む力が弱まり、唇から逆流してボタボタと垂れ落ちてきてしまう。スプーンですくい取り、口の中に入れ直し、顔を上向きに調節してなんとか嚥下させる。それでも頻繁に咳き込み、口内の粘液状のものがあたり一面に飛び散ってしまう。

悪戦苦闘しながらなんとか食べさせるが、完食はできず、残すようになってしまった母…。

「食べられるうちは大丈夫ですよ」と主治医が言っていたのが思い出される…。


三〇 母の体を支えればまだなんとか自分の足で歩こうとするので、寝たきり状態は最後まで阻止する方針を貫いていく。

泥酔者の介抱同然にトイレと食卓と洗面所へ連れていくが、すべての介助が大仕事になり、膨大な時間が経過する。

介護する方もされる方も疲れ果て、母をようやっとベッドに寝かしつけると、福助や豆太郎をつかって母を笑わせる余裕もない。

表情のかたい母をこのままデイサービスに送り出すのは忍びないと思いながら、母の足に靴下を履かせようとして閃いた。

「足くすぐりの刑だよ」と言いながら、母の足裏をコチョコチョとくすぐってみた。するとと母は少女のように笑いころげ、必死で息をつぎながら「…ダメ！」とレロレロの声で叫ぼうとしたが、満月のような笑顔だった…。

三二　腋の下をコチョコチョすると、足裏よりもさらに感じるらしくキャーキャー笑いころげるが、自分からは逃げることも「止めて！」と叫ぶこともできず、ただされるままに笑い続けるしかない。寝たきり直前の母にとって、笑うことは全身の筋トレになり、運動不足を解消するのに最適だろう。

何よりも笑うことによって、心が一瞬にして明かるく晴れやかになる。

これほど低コストで劇的に、心を明転させてくれるものがあるだろうか。

私自身も、やっかいな排泄の世話のくり返しにうんざりしているとき、母をくすぐって笑わせ、自分も笑っているうちに、楽しくて、おもしろくて、心はアッという間に明るく早変わりしてしまう。

福助や豆太郎の腹話術では、笑いにいたるまでのプロセスが難しく、認知症が好転するにつれ同じネタが使えなくなり苦労しているのだが、くすぐれば即座に爆笑が得られるのだ。

介護の労苦で疲弊し、思いつめられている方々、お試しください。

三三　しゃべれない母の心を知るのに、ある日、耳たぶが指標になることに気づいた。

機嫌がよく幸福感や喜びで心が満ち足りてリラックスしているときには、母の耳たぶはマシュマロのように柔らかくなる。

反対に、不機嫌で怒りや不満、緊張感、不安感、恐怖感など、ネガティブな心になっていると耳たぶが硬くなるのだ。

母の心がさまざまに変わるたびに何度も検証したが、おそらく「不善心↓交感神経活性化↓筋肉系の緊張」、「リラックス状態↓副交感神経優位↓筋肉系の弛緩…」というメカニズムではないか。

母のかたい耳たぶが、笑えば瞬時にやわらかくなる。

笑っても耳たぶに硬さが残っていれば、本心からの笑いではなかったと推測される…。

いまだに配慮の心を失わないがゆえに、見えづらい母の本音を知る手だてが得られたかもしれない。


≡ ショートステイから帰宅した母を着替えさせ、ベッドに寝かしつける。

疲れきった顔だが、『帰ってこられて、よかった…』と安堵している表情でかすかに微笑んだ。

福助と豆太郎が四日ぶりに母とお話しをする。

「お母さん、ショートステイ楽しかった?」

と豆太郎が訊くと、母は首を横に振った。

連絡帳には「食事以外の時間は、自室のベッドにて憩まれていました」と記載されている。

つまらなかったのだろうな…と母が哀れに思いなされたが、思えば、自宅でも「食事とトイレ以外の時間は、電動ベッドにて憩まれている」だけなのだ。

何がちがうのだろう…?

（4）残酷な解釈、優しい推測

三四　起き上がることも歩くことも、一人では何もできないし、しゃべることすらできなくなった母は、ただ寝ているしかないのだ…。
物理的な状態は、家も施設も酷似しているが、決定的に違うものがある。

それは、究極の〈居場所〉があるということ。

帰る家がある。愛する家族がいる。心から安らげる自分だけの居場所が確保されている満足が、この期におよんだ母の幸福の原点である。

生きていても、何もやることがなく、ほとんどしゃべることもできず、食べて、排泄して、手足や口を清潔にしているだけなのだが、究極の自分の居場所に安心して存在できることが、人の最後の幸福の条件ではないか…。

三五　安住の居場所が確保されたところで、苦しい日々も、虚しい現実も、迫りくる死の瞬間への恐れも…、怖ろしい現象世界の本質は何も変わらないのだが…。

三六　たとえどのような状態であっても、そこで得られる最良の幸福を味わわなければ、惨めになり、落ち込み、幻の幸福を求めずにはいられなくなるだろう。

幸福の限界を思い知って、命の本質に、存在そのもののドゥッカ（苦）に、眼を開かれていくために、母よ、幸せであれ、と祈りつつ、やれる限りのことをやっていこう…。

三七　まだ幼く、絶対的な弱者だった頃、身を捨て、命を懸けて護ってくれた人が、今、自分で自分のことが何もできなくなって、人生を終えようとしているのだ。

手を差し伸べなければならない…。

三八　夏が越せないのではないかと主治医もケアマネも危ぶんでいたのに、母は八九歳の誕生日を自宅で迎えることができた。

一年前の米寿の祝いには、自分で歩き、普通の食事を摂っていたことを思い出し、母の衰えの急落ぶりに感慨を覚えた。

「お母さん、今日は一一月三日だよ。…何の日？」

一瞬考えた母の顔がパーッと明るく輝き、「たんぼうぶ」と訳のわからない発音で呟いた。

おやつも昼食もまったく咽喉を通らず、断食状態でデイサービスから帰宅した母は、大きな美しい花束をたずさえていた。

近隣に住み長く母を介護してきてくれた娘同然の姪N子さんが、デイサービスに届けに来てくれたのだ。

大好きな真紅と藤色の薔薇、白いマメ科の花、淡いグリーンと白が斑になった観葉植物などが美しく盛られていた。

二二九　飲み物も流動食の嚥下もしだいに困難になってきた母には、祝いの膳を用意すべくもなかった。せめて「ハレ」と「ケ」のけじめをつけようと、食卓の上の小物類を一掃し、ピカピカにふいた台座を置き、花瓶に活け直した花束を中心に飾った。

眠り続ける母を起こし、食卓に座らせると、母は眼前の盛花を指さし、誕生日の花だと正しく認識して涙を浮かべた。

「誰にいただいたの？」

と訊くと、母は私を指さし、姪からの贈答であることを忘れていた。

食事が終わり、ベッドに入った母に福助が話しかけ、弟の豆太郎を呼び寄せ「お母さん、お誕生日おめでとうございます」と挨拶をさせたが、母は一度記憶におさめた豆太郎を再び忘れてしまっていた。

認知症が好転し、基本的な認知や判断に目ざましい回復が見られたものの、劣化した記憶力までは戻すことができないか…。

二三〇　「お母さん、まだ生きている人で、誰に会いたいですか？」と訊くと、六〇代の娘の名前をまっ先に挙げる。

その娘がデイサービスに母を訪ねた日、「今日、誰か会いに来てくれた人、いましたか？」と訊ねると、なかなか思い出せず、会う頻度の高い姪の名前を最初に挙げるのも定番化している。

悲しい混同だが、母にとっては、他家に嫁いだ娘よりも、近くに住み長く自分の身の世話をしてきてくれた姪のほうが頼れると感じているのだろう。

さらに、誕生祝いの花束の贈答者が、同居して介護に専念する息子と混同されてしまう…。

それは母の判断や意志というよりも、存在の闇の底から命じられる本能の指令なのかもしれない。

幼児も老衰した者も、自分を護ってくれる存在に敏感である。

生存欲の根本は底知れない…。

三二　いや、そう解釈するのは残酷かもしれない。
認知症が完治したわけではない母の記憶の衰えは、いかんともしがたいのだ。

何も覚えていないのだから、誰か自分を訪ねてきてくれた人…と考え、推理推測した結果、接触する頻度の高い姪の名前が最初に浮かぶのも自然なことだろう。

花束を受け取った記憶が抜け落ちているのに、このお花は誰からいただいたのと訊かれれば、自宅の食卓を眺めながら推測するのは同居人の名前になるのも当然のことだ。

何事も本当のことは分からないことばかりだ。

分からなければ、シニカルで残酷な解釈よりも、優しい推測と解釈を優先する。

ネガティブな解釈は、不善心につながり、心を汚す…。

三三　三日間のショートステイで、母が摂取できた食事量は通常の一割から三割程度だったという。

いちだんと痩せこけ、目ヤニだらけ、口の中には白い食べかすがたくさん付着し、ひどい状態で帰宅した。

歯磨きと目薬は毎回指示しているのだが、今回はきちんとケアされていないように見受けられた、とケアマネに伝えた。

母を寝かしつけ、くすぐって笑わせた後、福助と豆太郎が代わるがわる話相手になった。

「お母さん、福助に弟がいるの覚えてる？」と訊かれても、母は「知らない」と首を横に振る。

「オーイ、豆太郎、お母さんが、会いたいって…」と呼ばれた豆太郎が挨拶をすると、顔は覚えているようだ。必死に声を出して挨拶し、微笑んだ。

「お母さん、ショートステイ楽しかった？」と豆太郎に訊かれた母は、電話を取ると声が高くなる女の人のように高めの声で「楽しかったよ」と答えた。

え⁉　と思わず顔を見てしまった。

快適だったとはとても思えない今回の帰宅なのに、この期に及んで、たかが人形相手にそんな社交辞令を言う心があるのか…。

≡≡≡

そう言えば、ご近所の方の息子さんが言っていた。

「お母さんと道で出会うと、私なんかにまで、こうして深々と最敬礼のお辞儀をして挨拶してくれたんですよ…」

敵を作らず、誰からも悪く言われない母の生き方の秘訣を見たような気がした。

仏教に出会い、エゴイズムと最悪の父息子関係を乗り超えながら、努力して慈悲の心を培ってきた私とはカルマが違う…。

三四　最愛の人の突然の死に打ちのめされるショックはいかばかりであろう。ゆるやかに老衰で死んでいくのは、残された人たちへの優しさなのかもしれない…。

⦿・。・:*ʚ ɞ・:・★・:・ʚ ɞ:*・。・⦿

第六章　衰える体、よみがえった心

（1）膝を痛める

三三五　右膝を痛めたのは、三ヶ月ぐらい前だったか。
重たいキャリーバッグをぶら下げ、新幹線駅の階段を足早に降りている最中「痛っ！」と痛みが走った。

以来、歩行に違和感が伴い、膝をひねると痛みを感じるようになった。

自然治癒するだろうと放置しておいたが、一ヶ月経過しても治らないので整形外科を訪ねた。

レントゲン撮影を見ると、膝関節の軟骨が一部薄くなり始めていて、接触が生じると痛むらしい。

「元には戻りませんから、なるべく負担をかけず、長持ちさせることです」と医師が言う。

「無理をしないで、自分の体にやさしく」と強調されようとしたのだろうが、「元には戻らない」というネガティブな意味が心に飛び込んでくる。

チェータナー（意志）の命ずるものを実行しようと全力を尽くしているのが、人の心であり体である。

ネガティブな言葉を受け入れ、そう信じるから、そうなるだけの話だ。

自分自身にネガティブな命令をしてはいけない、と長年説いてきた者らしく、よーし、ひとつやってやろうじゃないか、と新しいゲームに挑戦する気分になった…。

三三六　手をこまねいて放置していたのでは、問題は解決しない。

有効な改善策を講じるためには、なぜ問題が発生したのか、原因を正しく知ることである。トイレや洗面所の関係で、母を介助する時にどうしても右足だけに負担がかかっていた。無意識のクセになっていた生活習慣を改めるには、サティを入れ、よく気をつけて、意識的に逆の動作を心がけていくしかない。

ちょっとショックだったのは、長年片足立ちでやっていたスクワットが正しいやり方ではなかったことだ。膝が前に出過ぎていて、かえって膝に負担をかけてしまっていたらしい。脚力を鍛えようとして始めた運動が、逆に痛める要因のひとつになっていたか。瞑想の修行と似たような話だな、と苦笑する。

三七

間違ったスクワットは直ちに中止した。

替わって医師に勧められたのは、椅子に腰かけて伸ばした脚を一定時間空中に浮かせるというもので、事実上のスクワット効果が得られるという。はからずもテレビの医学番組で同じ技法が詳しく紹介されていたので、録画をくり返し眺めて早速開始する。

あらゆる苦しみを乗り超えていくヴィパッサナー瞑想の技法には、人生の諸問題を解決していく普遍性がある。

現状をありのままに観る。過ちに気づき、マイナス要因を除去する。有効で正しいやり方を実行していく。つまり、現状にいたるまでの悪を避け、未来に向かって善をなしていけば、必ず苦境を脱することができるだろうという構造…。

三八　願望実現系の瞑想は基本的にやらないのだが、時には猿知恵と知りつつサンカーラのシステムに乗ることもある。

サマタ瞑想で水虫を治したりする要領で、集中を高め、想いを凝らし、膝の痛みが全快し感動しているイメージにのめり込んでいく。

膝関節に若々しい軟骨のクッションが再生されていくと観想する。スーパーの入口で美味しそうな煙を立てていた屋台の焼鳥屋。あの軟骨と鶏皮とサプリメントが材料となって、今、新たな細胞が爆発的に、はじけるように生成し、そのエネルギーが光となって、私の体の中で爆ぜる！

膝が完治しつつある…！

三九　右膝を痛め総力戦の対処法を始めてから四〇日が過ぎたころ、ふと気づくと、どのような立ち方、歩き方、曲がり方をしても膝に痛みも違和感も現れなくなっていた。

完治したのかどうかは分からないが、断固たるプラス思考で掲げた当初の目標は達成されたように思われた。

整理すると、

①悪化した原因の除去→間違ったスクワットの中止＋母の介護に腕の力を活用し右足の負担を減らす。

②膝への正しい筋トレの実践。

③必ず治すという強い意志。

④完治イメージを繰り返し描く。

⑤効果を信じて摂取する薬理的食事とサプリメント。
⑥偽薬効果（プラシーボ）。
⑦ＭＢＴ靴での正しい歩行を維持するためのマインドフルネス。
⑧膝に無理な負担をかけず、重い荷物は必ずエスカレーターやエレベーターを使い、階段の昇降は手すりを使用する。
⑨あらゆる場面で悪を避け（諸悪莫作）、善をなす（衆善奉行）。瞑想を進ませる技術は、あらゆる問題解決に普遍的である。

三〇　食事中にむせた母の顔が土気色になったことがある。救急車を呼ぶべきかきわどい判断だったが、背中をタッピングし続けると息がつけ、ことなきを得た。

また別のある日、母が自ら通院するのはもう無理ではないかと感じた。母は待合室のソファーに座っていることができず、そのまま身を横たえてしまった。タクシーの乗り降りも、ひとりの介助ではだんだん大変になってきた。

最後までお付き合いしたかった主治医だが、往診は一切なさらないので、そろそろ訪問看護の体制にシフトすべきではないかというご提案に従うことにした。

母の介護を第一にした生活に切り換えて一年九ヶ月。尊敬できる素晴らしい主治医の先生に出会えたことがどれほど支えになったことだろう…。

Ｎ先生、ありがとうございました。

（2） 院長先生との再会

三二 徒歩で五分もかからないM病院の訪問看護を選んだのは、万一母が入院する事態が生じた場合にも、足しげく見舞える条件を最優先したからだ。

主治医からはこの近隣で最高の病院を勧められていたのだが、車を使わない生活をしている私には日々のアクセスが極めて困難になってしまう。

命を確実に長らえることができたとしても、家族との接触が激減し、病院の天井をただ眺めているだけでは母のクオリティ・オブ・ライフが悪くなり、それは母の本望ではないだろう。

また、母の現状からは、果たしてそれほど高度な医療レベルの処方が必要となるのかも疑問である。

寂しく虚しいが安全で確実に延命できる総合病院よりも、一日に何度も家族の顔が見られる近くの小さなM病院を選んだ。

三三 院長先生が初めて母の往診に来てくださった。

二〇数年前に父の最期を看取ってくださった先生だが、白髪となり容貌も雰囲気も口調も年相応に変わられ、歳月が流れたことに感慨を覚えた。

母の手の震えを見て、先生は、パーキンソン病を疑い、投薬後のレスポンスを診てみましょう、と言った。

言われてみれば、なぜ今までパーキンソン病が浮かばなかったのか不思議だった。

手の震えはともかく、嚥下や発音が回復すれば、母の最期の日々をもっと深く、豊かなものにできるだろう。

明晰な意識を最後まで保ち、想いを伝え、心を交わしながら、自分の人生を締めくくることができる…。

☰

ショートステイから帰宅した母の体躯を支えると、手に触れる骨の感触がいちだんと露わになり、痩せて小さくなったような気がする。

記録を見ると、滞在中の食事はせいぜい二割、最大でも五割程度しか摂取できていない。

デイサービスの昼食も同様の日が多く、口にできたものがゼロの日も珍しくない。

これでは生きていけないが、幸い自宅では朝晩一〇割完食できている。

ということは、食材の選び方と食べさせる技術の問題で、やはりすべてを熟知している家族の介護に勝るものはないのかもしれない。

帰宅するや、待っていたように排泄の世話が繰り返されたが、ダンマの仕事で事実上の休暇を取った心には、優しさがパワーアップされていた…。

三四　たかが三泊か四泊のショートステイなのに、毎回帰宅すると、母が確実に衰えているのを感じてきた。

今回は、いよいよ歩けなくなってきたか…と愕然とした。

玄関の椅子でパジャマに着替えた母をトイレに誘導しようとしたが、足萎えのように立つことができず、母の体重のほとんどがこちらにかかってきた。

…これでは、私が腰を痛める！　と直感し、母の体に密着するように抱え込み、細心の注意を払って歩を進めた。

トイレでの衣服の着脱はさらに難儀を極め、もう車椅子か寝たきりを受け容れるしかないのか…と思った。

だが、現状も車椅子も寝たきりも、歯磨きやトイレ介助の大変さは変わらないだろう。

それなら、母にとって最も運動量の多い現状を続けるのがよいのではないか…。

三五　グニャグニャの軟体動物のような母に食事エプロンをかけ、椅子に座らせ、完成したミキサー食を取りに台所に立った。

戻ると、母は椅子から落ちそうに体が傾き、よだれを流していた。

もう自分で身を起こすことすらできないのだ。

声も出なくなり、いちだんと不明瞭になった発音はさらに聞き分けることが難しくなった。

それでも、面白そうなテレビ画面に反応する目の動きは鋭く、ちょっと待たせると、できもしないのに洗面所や食卓の上を拭こうとしたりする。

母の認知に乱れはなく、自分の現状をよく把握しているし、福助や豆太郎に対しては人間のひ孫と同じように反応する。

時間はかかったが、豆太郎が福助の弟であることも記憶におさまり、「よろしくね」とか「耳が大きいね」と呟いているのが唇の動きから分かる。

人形たちがパッと顔の上に現れたときの母の笑顔は、本当に嬉しそうで、束の間の母性がよみがえり、まちがいなく今、生きていて最も幸福な瞬間にいるのだと確信される…。

三三六　ちょっと甘えた、もの淋しそうな声で、
「お母さん、豆太郎のことも、可愛がってね」

などと言われたときに母は最も強く反応する。

母親の務めに人生を懸けてきた誇りと自己有用感が去来しているのだろうか。

だが、いつまでも幸福感には浸らせず、福助が大事な話を切り出す…。


三三七「お母さん、死ぬの怖い？」

ちょっと考えてから、「うん」と母はうなずく。

しばらく時間が経つと元にもどってしまうので、心に完全に定着するまで、同じ情報を何度もくり返さなければならない。

「お母さん、夜、眠りに落ちる瞬間、意識が途絶えて何も分からなくなるのは怖くないでしょ？　そのように、死ぬのは少しも怖くないんだって。朝になって目が覚めたとき、別のところに生まれ

変わっているだけなんだって…」

と福助が説明すると、素直な母はすぐに納得し、ああよかった、というような顔をする。

「だから、安心して、きれいな心で死ぬんだよ。安らかな心で、きれいに死ねば、きれいな良いところに再生できるからね。…福助、来世もお母さんの子供に生まれてきたいな」

同じ練習を何度もくり返すがゆえに「死のレッスン」と言う。

三八 福助の声が聞こえづらかったりすると、その瞬間、人形を操るこちらにキッと視線が向けられドキリとする。

「お母さん、明日からまたショートステイなんだって?」など、重大な言葉を耳にしたときにも間髪を入れず、『どうなの?』と問うように私の方を見つめる。

福助があわてて言う。

「ひでお兄ちゃん、明日から東京でお仕事なんだって。お母さんのお世話する人が誰もいなくなるので、施設に行かなきゃならないの。来週、ひでお兄ちゃんが帰ってくる日に、お母さんもまたこん家へ帰ってくるんだよ」

すると、『明日から施設なんだ…』と呟くような、『そうなのか…』と諦めるような表情で、母は沈黙する。

若い頃から決して文句を言わずに、ネガティブな事態を受け入れてしまう人だったので、たとえ言葉がしゃべれても、同じ沈黙を響かせているだろう。

二三九『認知症の老いた親を自宅で介護する日々の現場がどれほど過酷か、やったことのない者には知る由もないだろう』などと、誰にともなく呟いてみたくなったこともあった。

だが、私の介護など遊びのようなものだったのかもしれない、と、ある日の新聞を読んで胸を衝かれた。

女性の社会参加が増えるにつれ、介護を担ってきた専業主婦が減少し、今や介護者の三一・三パーセントが男性だという。

例えば、会社を辞めて、福祉サービスを拒む認知症の両親を一人で介護してきた男性。暴言を吐かれ、頻繁にトイレに行くため夜は寝られず、二ヶ月間で体重が一二キロ減った。料理が大変、トイレ介助が苦痛、女性下着を買うのが恥ずかしい、暴力を振るって後悔した、等々。デイサービスを利用するまで「地獄だった」と振り返る…。

慄然として、襟を正した。

どのような苦しい情況も、さらに下を見れば、自分がどれほど恵まれた条件のなかにいるのかが思い知らされる…。


⦿.。.:*☆*:.。.★.:*☆*:.。.⦿

(3) 報われた瞬間

二四〇　川は一定方向に淀みなく流れていくが、海辺の波は寄せては引き、引いては寄せながら、徐々に満ち引きの完成に向かっていく。

そのように、母の老衰も暗転すると回復の兆しが見え、それも束の間、再び衰えていくのを繰り返しながら日に日を重ねている。

デイサービスやショートステイでの食事が一口も喉を通らずに帰ってくる日が増えても、自宅での食事だけは毎回完食できていたのだが、しかし、このところ自宅でも激しくむせて一割程度しか摂取できない日も訪れてくるようになった…。

二四一　むせ返る母の背中をタッピングしながら、呼吸困難の度合いを見極め、救急車を呼ぶか否かの判断を迫られる。
元気そうでもいつ突然の死に襲われるかもしれない危険に満ちている母と接しながら、冷静さとマインドフルネスの維持を一瞬も切らせない緊張が心地よいと感じている。

膝に違和感がある日の歩行は、危機意識が高まるがゆえに、緊迫したサティが常ならぬ集中で連続していくのと似ている。

正確な足はこび、体重の移動、姿勢保持、左右のバランス、骨盤に接した脚のてっぺんにピンポイントで上体を載せていく動き…等々に細心の注意をはらい、意識の中枢にすずしい風が吹き過ぎていくかのようなマインドフルネスをキープしていく修行感覚…。

三四二　母の体重がこの一年で九キログラム減少し、去年はきつかった冬のズボンがゆるゆるになっていた。食事の摂取量が激減したのだから当然だろう。

その日、ショートステイから戻った母はいつになく元気だった。

記録を見ると、珍しく平均五〇パーセントから全量の食事を摂ることができたようだ。

帰宅した母が自分から「ただいま」の挨拶をしたことは絶えてなく、「お帰りなさい」と何度も言われて、やっと蚊の鳴くような声を絞り出して返事をするのが常だった。

だが、この日は家に帰れたのがよほど嬉しかったのか、自分から帰宅の挨拶をして驚かせた。

翌日はさらに目を見張ることがあり、二年弱になろうとする母の介護生活の忘れがたい節目となった…。

三四三　翌朝、デイサービスの迎えが来たので、母をベッドから玄関の椅子に誘導し、二人がかりで母に靴を履かせ、カーディガンのボタンをかけ、髪をとかしていた。

すると母は、動物のような声を出して何かを訴えた。

何度も訊きなおすと、どうやら「カバン」と言っている。

いつも椅子の傍らに置いてあるデイサービス用のカバンがないので、必死に「カバン忘れてるよ」と訴えていたのだ。

思わず職員と顔を見合わせて微笑んでしまった。

認知症とはとても思えなかった…。

二四四　その日、母に夕食を食べさせていると、突然声を出してしゃべり始めた。母が自分から声を発するのは、何らかの苦が生じたか、SOSなどネガティブな訴えがほとんどなので分かりづらかったが、どうやらテレビでインタビューを受けている人のことを言っているらしい。

ゆっくりと介護エプロンから手を出し、テレビ画面を指さしながら「あの男の人、変な髪型しているね」と伝えようとしていた。

小さな子どもが親に話しかけるような口調で、発音はデタラメだが普通の声量だった。やっと理解できたので、「ヘアスタイルが変なのがおかしかったの？」と言うと、「うん」と幼稚園生のようにコックリうなずいた。

「死にかかっている」という表現が決して大袈裟ではない母との最後の日々の中で、こんな他愛もない話題を自分から話しかけてきた意外さと、なんとも言えない可愛らしさに心を打たれた。

認知症が進み、もはや一人では暮らせなくなった母と暮らし始めて約二年、私にとっては介護物語のピークの瞬間だったかもしれない…。

二四五　人は必ず死んでいかなければならない。

いかに自らの死を受け容れ、人生に、どのような終止符を打つのかが、残された最後の仕事である。

どのような情況、いかなる状態にあろうとも、命の燃え尽きる一瞬まで、自分の現状をありのままに正しく把握し、浄らかな心で、死を恐れることなく、明晰な澄み切った意識のまま、存在の滅の瞬間が迎えられたら素晴らしい…。

認知症だった母の心がさらに淀んで、無明の闇を深めていくことは何としても食い止め、明晰な意識の回復に手を貸したい。助けたい、と痛切に願ってきた二年間だった。

食物が喉を通らなくなりはじめたこの期に及んで、母が自分から話しかけてきたその瞬間、なぜか、当初の目的はひとまず遂げられたかのように感じた…。

二四六　物言わぬ人が、黙って、ただそこに存在しているだけで伝わってくる可愛らしさとやさしさ…。

介護生活をとおして初めて垣間見た母の姿だった…。

いくつになっても、母に会えば、自分が愛されているし受け容れられているのは感じてきた。

基本的にやさしいタイプの人だという認識もあった。

だが、もし母の介護にたずさわらなかったなら、母の存在そのものがひっそりと発している響きの価値を知らずに、告別の日を迎えていたことだろう。

無限の過去から集積されてきた私の業とは、因縁も由来も異なるその響きに近づくためには、どれほどのものを削り捨てていかなければならないのかと自問した…。

二四七　元気だったのも束の間、デイサービスで一口も食べられない日が続き、自宅での食事も全量摂取がしだいに難しくなってきた。

五割の日もあれば、四割の日もある。

微量の炒り卵も冷奴も呑み込むことができなくなったので、豆腐をやめて納豆と卵焼きをミキサー食の中に入れることにした。

とろろ昆布とはんぺんで十分とろ味がついていたが、納豆が加わることによっていちだんと滑らかさが増し、絶妙の流動食ができ上がってきた。

その他の食材は、トーストした食パンをベースに、魚肉ソーセージ、牡蠣油漬け、コラーゲン粉末やレバーや鶏肉小片などが入ることもあり、温めた牛乳の分量を調整しながらゆる目のポタージュスープぐらいに仕上げていく。

一匙口に入れた次には必ず温めたミックスジュースやラコールなどの液体で流し込ませ、多彩な味覚を楽しませるために、ヨーグルト、玄米穀乳、プリンなどを順不同にして食べさせる。

さらに、顎が上がると気道が狭くなるので椅子の背当てに直角に座らせ、うつ向き加減の姿勢を取らせると嚥下障害は回避しやすくなる。

…だが、これだけの努力をしても、一匙の量を日毎に減らさないと食べられず、つまり食事にかかる時間がだんだん長くなっていくのだ。

すると、食べること自体に疲れてきてしまうのか、途中で「もう、いい。寝たい」と意志表示を始め、全量摂取が崩れてきた母の食事…。

胃瘻(いろう)も経管もやらないと決めている母が、口から食べられなくなれば、遠からず死が訪れてくるだろう。

「食べたくない」と言いベッドから出たがらない母に、「だめ。食べないと死んじゃうよ。食べようね」と無理やり起こすと、あっけないほど素直に起き上がり、けっして逆らおうとはしない聞き分けのよさに改めて感心する。

途中で何度もむせ、おさまるのを待ってまた食べるのをくり返しながら、やっと母の食事が終わり、時計を見ると二時間が経過していたこともあった…。

昼食を一口も食べられずにデイサービスから帰宅した母は、倒れるようにベッドに入り泥のように眠り続ける。断食初期の低血糖症状に特有の睡魔に襲われているように思われる。

…こんな日々が続いていたある日、思いも寄らないことが起きてしまった…。

二四九

母を熟知しているデイサービスのセンター長から電話があった。

母の左踵に五〇円玉ほどの褥瘡（じょくそう）が発症している、という。

自分では寝返りも打てなくなってきた母が、ほとんど身動きをせずにベッドで寝てばかりいるのだ。

致し方ないのかもしれないが、食事や歯磨き、往復一五メートルのトイレは必ず母の自力歩行を介助してきたので『まさか！』と面食らった。

毎日靴下を履かせていても、私の視線からは死角になって見えづらい部位に絆創膏を貼られて帰宅した母。

褥瘡についての知識も乏しく、まったく想定もしていなかったので、さて、どうしたものか…と戸惑った。

三五〇　翌日の夕方、院長先生が往診に来られ褥瘡（じょくそう）の処置をしてくださった。

褥瘡は細胞の壊死なので、組織が再生することも回復することもないらしい。

血行の悪いのが主因だが、どんな状態かは切ってみないと分からないとのことで、すぐに切開手術がはじまり滲出液（しんしゅつえき）が除かれた。

まだ軽微な状態だったが、傷口に手当を続け、エアマットを導入し体圧の調整をしていくことになった。

先生が帰られ、無言で眠り続ける母の姿を眺めながら、改めて無常こそが生命の本質なのだと思った。

毎日泥のように眠り続け、微動だにしなかったことが、母の身体の一部を壊死させていったのだろう。

動き続け、入れ替わりつづけ、変化し続けないかぎり、生命は壊死してしまうのだ…。

樹下に足を組んで座り、暴れまわる心を鎮め、沈黙し、静けさの究極を目指すことは、命の流れに逆らい、存在の本質に反旗をひるがえしている…。

⦿・。・*・・★・・*・。・⦿

第七章　慈悲の瞑想

(1) 慈悲の瞑想

三五一　その翌日には、高機能タイプの体圧切替型のエアマットが搬入され電動ベッドと入れ換えた。体圧の強い部位と弱い部位が自動制御で切り替えられ、周期的に事実上の寝返りを打っているのと同じ効果が出るように設計されている。

昔では考えられない利器ではあるが、生きながらにして身体の一部が細胞死をはじめた母の命の残り火を想い、感慨を覚えた。

体は朽ちようとしているものの、認知症が相当回復した母の精神が、人生最期の大仕事である自らの死を立派に受け容れていくことができるものと信じたい。

その夜、福助が就寝時の母に持ちかけた。

「お母さん、福助と一緒に慈悲の瞑想をしましょうか?」

三五二　母は即座にうなずいて、やりたいと言った。

「私が幸せでありますように…」

と福助が唱え、母がレロレロの発音で復唱しはじめると、なぜか母の眼には涙があふれて流れた。

「私が…」

「私の親しい人々が…」

「生きとし生ける者が…」

と泣きながら母は慈悲の瞑想を続け、四連目のあたりで涙は止まり落ちついてきた。

なぜ母は泣いたのだろうか…。

「幸せでありますように！」という言葉に反応し、万感の想いがあふれ出したような印象があった。戦後の貧しく苦しい時代を生き抜いてきた母の人生はどこまで幸せだったのだろうか。後生の幸福を願ったのか、後に残される者の幸いを思いやったのか、何が真なのかはわからないが、福助の唱える言葉に耳を澄ませ、一行一行復唱していく母の姿は、認知症を患う者のものではなかった…。

＊【慈悲の瞑想】全文（↓序章一九〜二二頁）

≡五≡　以来、慈悲の瞑想は母の最大の楽しみとなり、福助に誘われれば、いついかなる時にでも応じて唱えるようになった。

自宅でもデイサービスやショートステイでも、一日の大半を寝て過ごしているのが母の現状である。

だが、目覚めたときに、もし母の意識が慈悲の瞑想に集約されていくとしたなら、最良の「死近心」を目指すのにこれ以上はない展開と言ってよいだろう。

福助との笑い話は、ただ快感ホルモンが分泌される一過性の楽しみに過ぎない。健常な意識が回復したからには、もっと意義深い何かをしたくなるだろう。

目が覚めても身動きひとつ取れず、人を呼ぶ声すら出せずにただ天井が見えるだけの世界…。そこへ一条の光が射し込むように、慈悲の瞑想の文言が心に沁み入っていく。その言葉は、かつて息子や娘から何度も教えられ唱えたことのあるものだ。
最愛の母親が人生の最期を締めくくるのに、美しい流れが形成されたことに感謝を捧げたくなった…。

三五四「慈悲の瞑想」の文言がここまで崩れてしまうのか…という発音だが、母は耳で聞いた一行一行を正確に復唱しようとする。

「私が嫌いな人々〈も〉」と発音すべきフレーズを福助が〈が〉と言い間違えると、母の唇から洩れる音も〈が〉になっている。

「聞く」→「理解する」→「真似て発音する」という認知の流れがかなり正確なものだと知られた。
一連目と二連目の「私が…」「私の親しい人々が…」と唱えているときの表情に比べて、三連四連の「私が嫌いな人々…」「私を嫌っている人々…」の表情は、心なしか翳っているように見えるのも正直かつ正確な反応であって、いい加減におざなりの瞑想をしているのではないと推測される。

「全ての衆生が幸せでありますように」と最後のフレーズが終わると、「わあー、できた！　できた！　お母さん、最後までできたじゃない！」と福助が大喜びして母を褒めちぎる。

「お母さん、慈悲の瞑想をすると死んだ後、天界に生まれ変われるんだって！　よかったね。死ぬのはちっとも怖くないんだってよ。福助と一緒に慈悲の瞑想をしながら死んでいこうね。福助、天界に再生したお母さんと、また会いたいな」

…こうして、慈悲の瞑想を軸にした新たな死のレッスンが日夜くり返され、燃え尽きようとする母の命の最期の「生き甲斐」になったかのようである。

⦿。:*๑๑:★:๑๑:*:。⦿

（2）天から授かった自転車

三五　母の介護負担がいや増していくある日、治ってきた右膝を再び激しく痛めてしまった。年の瀬に八王子道場の大掃除があり、帰途のバスに乗り遅れまいとして痛めたのだろう。母を出迎える最後の電車に間に合いホッとすると、膝にしたたかな痛みを感じた。ほぼ治ってきた安心と油断、遠まわりしてもキャスターで運ぶべき重いキャリーバッグを抱えて階段をかけ降りていった強引さ…。

自業自得だが、痛む足での母のトイレ介助は危うく廊下で共倒れしそうになり、スーパーの買物を両肩にぶら下げて帰宅する責め苦に何度も立ち止まるありさまとなった。

日が過ぎても状態は変わらず、これでは生活が成り立たないので、痛みに耐えながらなんとか七〇〇メートルほど歩いて自転車屋にたどり着いたのは暮れも押し迫った大晦日だった。

小さな店舗に並んでいる商品はごくわずかな専門店だが、ここで入手するしかない。こちらの要望を伝えると、入荷は年明けの取り寄せになるという。

今日の買物どころか、この膝ではタクシーを呼ばないと帰宅できそうもない。

困ったな…。

三五六　膝の痛みによってはペダルが踏めないかもしれなかったが、とりあえずママチャリに試乗してみた。ついで「乗り比べてみて」と店主に言われ、店頭に置かれていた専門車に乗って驚いた。前輪に三段ギア、後輪に五段ギアが装備されている中古車だったが、あまりの軽やかな乗り心地に「これは凄い！」と感動した。ペダルを漕いでも膝は無痛だった。
見れば、後輪に蓋付きバスケット、ハンドル側にもデニムのバッグが装備され、ＬＥＤライトにワイヤー鍵も完備しているではないか。

これを売ってくれないかと頼むと、店主は「いやあ、それは、ちょっと。…実は、うちのカミさんが使っているものなんで…」と口ごもる。

こちらは苦痛に耐えながら、やっと自転車屋までたどり着いたのだ。親の介護で膝を痛め、今日の買物にも困っているので今すぐ欲しいのだと言うと、店主に呼ばれて家の中から奥さんが出てきた。

私の大事なものが取られちゃう、と言いたそうな曇った顔をしている。

取りあえず、笑わせて顔をほころばせ、事情を説明した。

人情の篤い田舎のことだ。三万八〇〇〇円で購入することになり、防犯登録を済ませ、諸々の付属品で完全武装された自転車にまたがり店を去った…。

特段のイメージ法をしたわけではないのだが、希望した要素をすべて満たした物が、一瞬にして魔法のように手に入った印象だった…。

三五七　数十年ぶりに乗った自転車だが、若い頃は毎日、競輪選手のように乗り回していた感覚が瞬時に甦ってきた。体で覚えた技能記憶は長期記憶の代表格だが、ペダルを踏んだ瞬間に再起動したかのようなレスポンスのよさに驚いた。

買物も外食も一気に行動半径がひろがり、車と変わらない便利さに楽しくなってきた。

だが、自転車を降りると杖がなければ歩けないほど膝が痛み、スーパーでは買物カートに寄りかかって足への負担を避けなければならない現実が立ち返ってきた。

ホームセンターで杖を買おうとも思ったが、そうすれば、必ず完治させてやるという士気が萎えてしまうような気がして止めた。

なぜ、神技のような早さで自転車を即買することができたのか。その真の意味が明らかになったのは、購入した二日後のことだった…。

三五八　年末年始はデイサービスが休みになるので、ショートステイを検討すべきではないかとケアマネから言われていた。自宅で介護する家族が一人しかいないのだから、共倒れにならないように、と。

膝を痛めてしまった今となっては、完全な寝たきり状態にシフトする秒読みが始まった母の面倒を、一週間も看続けることができないのはわかっていた。

あれほど嫌がっていた施設で正月を迎える母が不憫でならなかったが、いかんともしがたい。

雑煮もおせち料理も注連(しめ)飾りも、正月用品は何ひとつない元旦を一人で迎えた翌日、ショートステイの看護師からの電話が鳴った。

母の呼吸が困難になり、痰を何度吸引しても吸引しきれない。熱も下がらず、食事も連日二割程度しかとれず、もはや対応しきれないので救急搬送する病院を決めてくれという…。

三五九　瞬時に臨戦態勢のスイッチが入った。

徒歩五分のM病院で往診体制を取ったのは、まさにこの情況を想定してのことだったが、満床であれば入院はできない。

院長が主治医となったM病院に入れず、遠方の他の病院に入院するなどという最悪の事態に見舞われるのだろうか…。

祈りながら電話をすると、果たして個室なら一つだけ空いているという。

胸をなでおろし、身支度をととのえ、自転車でかけつけた病院のフロントで、車椅子に乗った母がケアマネの車から降りてくるのを出迎えることができた。

この日から、自宅に戻れる見込みのない母の入院生活が始まり、手に入れたばかりの自転車がこんなに早く八面六臂（はちめんろっぴ）の大活躍をすることになるとは思いもよらなかった…。

三六〇　当直の医師と看護師の応急処置がなされ、血液検査の結果、発熱と呼吸困難は肺炎に起因するものらしい。

直ちに入院の手続きをし、必要な備品を取りそろえなければならなくなった。タオルケット、電気毛布、パジャマ三組、バスタオル&フェイスタオル各五枚、ケアシーツ二枚、箱ティッシュ、食事エプロン、吸い飲み、保湿剤…等々。

徒歩で買物をしてきた者にとって、これだけの品々がどれほどの重量になるかは容易に想像できた。

長年介護を手伝ってきてくれた母の姪N子さんだけが頼りだったが、何度電話しても応答がない。そのはずで、暮れから家族と一週間ほど湯治場に出かけていたのだと後日判明した。

姉の家族も年末から遠出をしていて出払っていた…。

近辺に純朴で人のよい親戚もいたが、ふだんから親密な往き来をしていないのに、こんなときだけ頼る気にもなれなかった。

救いの手を差しのべるのは好きなのだが、救いを求めるのが苦手なのは幼児体験に根ざしていることは昔から自覚していた。

…自分でやるしかないだろう。

かくして、痛む膝でスーパーやドラッグストアを次々とハシゴしながら、たった一人で必要な物を買いそろえ、自転車のカゴに入れ、ゴム紐で荷台に積載して何度かに分けて運んだ。

介護物語の最終章が始まった…。

⦿:。:*๑•:·★·:•๑:*:。:⦿

三六一（3）最期の病床

その夜七時過ぎに、出先から急遽（きゅうきょ）予定変更した姉夫婦が病院に駆けつけた。

母は点滴と酸素吸入でなんとか持ちこたえているが、その容態から、自宅に戻ることも回復することもないだろうと感じた。

ムンクの「叫び」のように常に口が開いていて、歯も口蓋も真っ黒に汚れて酷い状態だった。ショートステイでの歯磨きと口内ケアを何度も頼んできたが、果たして適切な対応がなされていたのか。これでは誤嚥などから肺炎を起こすのも当然ではないか。

痰がからまり、ひっきりなしに吸引しても呼吸が困難になる母のもとを去るのは忍びなかったが、面会は夜八時までなので姉夫婦とも別れてやむなく帰宅した。

その夜、母の熱は三九度六分まで上がったという…。


三六二 誰もいない真っ暗な家は建物全体が冷え切っていたが、この家でのあの過酷を極めた介護の労苦も、もう繰り返されることがないのだと思うと心底から解放感が湧き上がってきた。

その正直な反応に、自分がどれほど疲弊しきっていたのかが痛感され、また、この痛めた右膝ではもう母を介助することはできなかった。

このタイミングを事前に知っていたなら、あれもしてあげたかった、これもしておきたかった…と悔いる思いが浮かぶのもセオリーどおりだった。

ともあれ、母の生活を維持する膨大な仕事から解放されれば、末期の母の心のケアに専念できるだろう…。

三六三 二〇年前に父が病没した頃とは一変し、母は申し分のない完全看護の体制でケアされていた。

点滴、酸素吸入、服薬、痰の吸引、検温、オムツ交換、褥瘡（じょくそう）防止の姿勢替え等々、看護師や介護士が入れ替わり立ち替わり看護してくれる。

父のときはオムツ替えだけでもヘトヘトになったが、今回、付き添いの家族は何もやらなくてよいのだ。闇夜のトンネルから抜け出したように、心が明るくなった。それにしても、流れるような仕事の連係を見ていると、たった一人の身体介護のために、これだけ多くの人々が関わらなければ万全の体制にならないのかと感慨を覚えた。

母の快適度や介護する側の消耗度を思えば、果たして素人の家族が自宅で老親を介護することは…と疑問も浮かぶ。

私は、まちがっていたのだろうか…。

三六四

入院した翌日も、褥瘡防止に低反発枕が四個必要となり、自転車で買物に走りまわった。急な坂道も変則ギアを使えば膝は痛まず、これほどまでの機動力を発揮してくれるとは思いもよらなかった。

酸素吸入と点滴に痰の吸引除去をされながら、三八度前後の熱が一進一退している母…。開いた口を閉じることもできない母とのコミュニケーションは、こちらが問うたことにマバタキで「イエス」「ノー」の意志表示をしてもらう。頭を横振りする否定の意志はわかりやすいが、縦振りが判然としない。うめき声のような声を出すことも唇を動かすことも、めったにない。

夜、病院を去る前に、何かしてもらいたいことはないかと訊くと、必死で口をパクパクさせ何か伝えようとしていた。

苦しいの?↓「ノー」。痰を取ってもらいたい?↓「ノー」。…母の口が「か」と「え」の形に見えたので、家に帰りたいの?と訊くと、パッチリと大きく両眼を閉じて「イエス」の意志表示をした。

翌日、母は同じことを姪に伝えたらしく、「昨日お母さんが帰りたい、と言ってたわよ」と聞いた。

…そうか。身体介護の体制が満点の病院よりも、快適度がはるかに悪い自宅での日々を母はよしとしてくれたか…。だが、もう私の体は母の意に沿うことはできないのだ…。

二六五 いつ呼吸困難に陥るかわからない母には、三階の個室よりもナースステーションに近い二階の二人部屋を個室として使ったほうがよいのではないか。その方が、大部屋に出入りする多くの看護師の目が届きやすいと提案され、母は階下に引越すことになった。

そういえば昨夜、病院を去りぎわに、誰かの遺体が葬祭業者の車に搬入される場面を目撃したのを思い出した。

命を救うための病院に、死ぬためにやって来る人がどれだけいるのだろうか…。

二六六 その日の夕方、往診から帰られた主治医の院長に、母の病状と今後の見通しについて説明を求めた。

「肺炎が治っても、誤嚥や誤飲で再発をくり返しながら衰えていくでしょう。今週は大丈夫だが、来週はわからない。来週持ったとしても、次の週はなんとも言えない。…帰宅できることはないでしょう。今ならレスポンスがあるので、遠くの親戚の方をお呼びするなら今がその時かもしれません」

やはり、そういうことか…と覚悟を新たにしたが、すべては想定の範囲内のことなので、心に動揺や感傷がよぎることはなかった。

父の死期をピタリと的中させた、二〇余年前の院長の言葉を思い出していた…。

⦿｡:*๑•:・★・:•๑:*:｡⦿

（4）深層意識での別れ

とっくの昔にやっておくべきだった母の葬儀関係の手配を、いよいよやらなければならなくなった。

たくさんの資料や情報を送ってくださった方がいたのに、一日延ばしにしてこの期におよんでしまった。

結局、資料の一番目に登場するインターネットの葬儀社にアクセスし、こちらの意向を伝えると、ネットワークになっている近隣の葬儀社から連絡があり、電話で概ねの打ち合わせができた。

母亡き後の死生観は、姉家族も私も原始仏教の輪廻転生論に基づいているので、母の葬送スタイルはあっさり決まった。

母が逝去した夜は、家族と家族同然の親族のみでしめやかな通夜をする。

翌日、火葬し、同じメンバーで母を弔い、後日、事実上の告別式をお別れ会の形で執り行う…。


三六八 遺体に仏衣を着せ枕飾りを並べるが、僧侶の読経など一連の宗教儀礼は無意味と考えているので一切省略する。

例えば、キリスト教徒にとっては、神道式の「手水の儀」や「玉串奉奠(ほうてん)」などの葬祭儀礼になんの意味も感じられないだろう。そのように、同じ仏教系ながら異なった死生観に基づく宗派に信仰心が皆無なのだから、通念の葬儀は行なわないという考えである。

遺族が故人をしのび、夜を通して弔意を表し、最期の別れを惜しもうとするのは人情だろう。仏教諸派は無論、神道にもキリスト教にも通夜の概念は存在する。人の心に普遍的な根拠があるからだ。

だから、通夜はする。やるけれども例えば、家族全員で瞑想し、母の生涯をしのんで弔意と感謝と善き再生を祈りつつ、心の中で各自が別れの儀式を行なえばよいと考えている…。

三六九 もし死後の母がこの世に執着したまま、迷い浮遊するようであれば、禅定に入り感応道交しつつ、テレパシーで理法を諄々(じゅんじゅん)と諭して納得させるだろう。
死と再生が一瞬にして接続するという理論からは、そのような霊的存在は六道(地獄・餓鬼・動物・修羅・人間・天)の餓鬼界に再生したということになる。餓鬼の領域も階層構造になっていて、ピンからキリまでさまざまである。

母の死近心が悪ければ悪趣に堕ちるだろうが、母のトータルの生涯はそれほど悪いものでもない。人の言葉に耳を傾ける素直さは無類のものだった。母と私の間には信頼関係もあったし、存分に別れを惜しんだ二年間だった。

それゆえに、この世に想いを残すことなく、再生した事実を受け容れ、新たな世界と情況のなかで成すべきことをなし、往くべきところを目指すように、と説得するつもりだ。

三七〇　そもそも死ぬ瞬間と、その後に連続する再生のメカニズムを司る「業」の法則性には、いかなる者のコントロールも及びようがない。

人は、生きてきたように、死んでいくしかない…。

死ぬ瞬間の心が因となり、その直後の心が果となって、再生の最初の瞬間である「結生識（けっしょうしき）」を形成しながら輪廻していく…。

三七一　福助と豆太郎を病院に連れていき、久々に母と対面させた。

「こんにちは。福助でございます。お母さん、具合どうですか？　お母さん、福助のこと、覚えてる？」

声も出ないし唇も動かない母だったが、福助の顔をジーッと見つめる両の眼が涙に赤く潤んでいくのを眺め、もらい泣きしそうになった。

福助と暮らした日々を思い起こせば、母にとっても私にとっても、かけがえのない真の家族同然になっていた…。

「お母さん、福助と一緒に、慈悲の瞑想やりたいですか？…やりたかったら、パチリとマバタキしてください」

　母の眼が大きく瞬いた…。

三七二　その日の見舞客は立ち去り、福助と母と私だけが病室にいた。
「じゃ、お母さん、福助が文言を一行ずつ言いますから、心の中で復唱してくださいね。言い終わったら、パチリとマバタキして教えてね」

　私が幸せでありますように…、私の悩み苦しみがなくなりますように…と、慈悲の瞑想を始めると、なぜか母の眼から涙があふれて流れ落ちていった。

　なぜ母が慈悲の瞑想で泣くのか真意は図りかねたが、集中が途切れず高いテンションを保ちながら終了すると、病室は濃密な親和的雰囲気に包まれていた…。

　今がその時かもしれないと感じ、明晰な意識状態の母に、最後に伝えておきたかった言葉を言わなければと思った…。

三七三　長い時間、母の眼にしっかりとアイコンタクトしながら、
「お母さん、産んでくれてありがとう。お母さんの子供に生まれて、本当に幸せだったよ。いつも一貫して優しくしてくれたね。…二年間一緒に暮らせてよかったね」

と、母と暮らし始めてからの日々を振り返り、さまざまな思い出を語り、一生分の感謝を心から母に伝えた。

これまでに何度も同じ内容のことを話してきたが、母に私の心を伝えるのも、これが最期なのか…と思うと万感の想いが迫ってきた。

母は、語られる言葉よりも、私の強い眼力と、深層意識での情緒的つながりに深く心が結ばれているかのように思われた。

互いに心が通じ合っている充足感と温度感があった。

少なくとも私の生涯では、これ以上はない母との共感の時が流れていった…。

三七四　病院を出ると、凍てつく冬の闇の中に放置されていた自転車が痛いほど冷え切っていた。

ペダルを踏み始めると、風を切っていく耳が千切れそうになるほど冷たかったが、心の中は不思議な満足感と達成感と暖炉のような温もりの感覚に満たされていた。

明晰な意識状態で生きている母に対し、伝えるべき感謝の言葉を言うことができ、心が通じ合い、思い残すことなく心を一つにできたのだ。

これで、母がいつ死んでもよい、という心の準備が完全に整ったように思った。

介護も存分にやり抜いたが、生きている母に対する告別も思い残すことなくできたと感じた。

さようなら、お母さん、ありがとう…。

恩愛を受けた方に必ず言うべき言葉の力強い黙示の時間を、天が与えてくれた…。

第八章　今生の別れ

（1）介護の天才

三七五　母の入院を聞き及んだ親戚の者が次々と見舞いに来るようになった。

誰が訪れても、母はその方たちを正しく認識することができていた。

「お母さん、＊＊さんだよ。わかる？　わかったら、マバタキをして」

と言うと、母はパチンと目蓋を閉じて心を伝えた。

意外なことに、入院してからの母の意識はそれまでよりも明晰になり、自分から積極的に意志表示はできないものの、対象認知も情況把握も正確で真っ当だった。

認知症が好転したことに加えて、点滴と酸素吸入が二四時間続いているので、母の脳には純度の高い酸素とブドウ糖が取り入れられている。

宇宙飛行士の意識がクリアーになるのは純酸素のせいではないかとも言われるが、母の意識の透明度は明らかに増しているように思われた。

三七六　声の出ない魚のように、母が口をパクパクさせて何かを伝えようとしていた。

眉間に微かなシワが寄っている。

「どうした？　お母さん、痛いの？　苦しい？」と訊くが、マバタキが曖昧でよくわからない。

「ごめんね。なにか心配？　不安？……死ぬのが怖い？」という問いには反応がない。

「何かしてもらいたい？」と訊くと、はっきり「イエス」のマバタキがあった。

さらに問い詰めていくと、精神的な心のことではなく、体のことだという。問われたことに「イエス」「ノー」しかできない母の胸の内を知るには、こちらから推測したものを提示するしかない。

最後にやっとたどり着いたのは、意外なことに「トイレ」だった。

認知症が進行すれば垂れ流しなど当たり前だろうに、点滴と酸素吸入で死に瀕している母が、尿意を伝えトイレ介助を請うたのだ。

看護師やヘルパーさんが一日に何度もオムツ交換に来てくれるのだから、そのままでよいのだと納得させた。

明晰な意識状態で母が死んでいけることを介護生活の目標に定めてきた私にとって、これは母からの最後のプレゼントのような気がした。

三七

主治医が予告した死期を過ぎても、母はなぜ持ちこたえているのだろう。

点滴と酸素吸入とひっきりなしに絡みつく痰の吸引をくり返しながら生きている母のやるべき事とは…。

母の人生の最期をどのようにプロデュースするのか、すべてが私に託されていた。

…思考を止めて瞑想モードになると、すぐに閃いた。

母の生涯で最も重要な人たちと最後の別れをするために、母は力を振りしぼって待っているのではないか。…よし、母が最後にもう一度会うべき人を選び出そう。

母の交友関係を掌握しているわけではないが、介護が始まって二年の間に、母を案じて何度も電話をくださった方々は本物だろう。

几帳面に作成されていた母の住所録から目ぼしい方を見つけ出し、母の現状を電話で伝えていった…。

三七八　夕方の往診を終えた院長が母の病室に回診に来られた。
入院して一〇日以上経過しているが、肺炎が一時的に治ってもすぐに再発し、点滴も酸素吸入も二四時間体制で続いている。

体内に摂取されているブドウ糖と乳酸ナトリウムと塩化カリウムだけでは栄養が不足し、やがて内蔵が弱り浮腫が現れてくるだろうという。

母が家に帰りたいと言っている、と院長に伝えると、え、そんな明晰な意識があるのかという表情で驚いていた。

私の方針としては、ギリギリまで入院を続け、いよいよ今日か明日…になったら、死ぬためだけに自宅に帰らせてもらうことも考えている。もしそうなった時には、タイミングを指示してくださ い、と依頼した。

母のベッドサイドでの立ち話だった。母に聞こえているかもしれないが、それでよい。母と私は一貫して、死についてオープンに語り合ってきたのだ。

院長は私の意向を十分に理解し、快諾してくださった。

三七九　母の介護がまがりなりにも成功した陰には、多くの方々の有形無形の協力と援助があった。

なかでも、母と三〇年来のつき合いがあった介護福祉士のヘルパーさんの果たしてくださった役割は量り知れないものがある。

そのプロの知識と技術に目を見張ったことは数えきれず、介護プラン等々に関してもケアマネジャー以上に教えられ助けられてきた。

「お母さん、Kさんに会いたい？」と訊くと、母は即座にマバタキをした。

「Kさんがお見舞いに来てくれるって。よかったね。一緒に歌を歌いながら散歩したの覚えてる？」

もちろん覚えているわと言わんばかりに、母はギュッと力を入れたマバタキで即答した。

三八〇　あれだけお世話になったKさんに対してだけは、母も今生の別れをしなければならないと感じているのではないか。

たとえ認知症であっても、最愛の家族に対するのと同じように心を許していたKさんを忘れることなどあり得ないはずだ。

まだ散歩が十分できる体力のあったころ、昼寝から目覚めた母が、微笑みながらKさんに両手を差し出して「起こして…」と甘えていたという絵が浮かび上がってくる。

飽くまでも自立支援にこだわった私の介護は、母にとって時に厳しいものと映ったかもしれない。だが、天才的とも思われるKさんの介護は慈愛に満ち、母の生存本能や情動に直接響くような素晴らしい介護をしてくださっていた。

そのKさんがやって来る…。

三八一　母の筋肉系の衰えは極限に近づき、手足はおろか指一本動かせず、看護師やヘルパーさんが二、三時間おきに体位を替えて褥瘡を防止している。

鼻孔には酸素のチューブが二四時間挿入され、開き放しの口は、筋肉系に由来するのか、呼吸が苦しいからなのか。

だんだん無表情になっていく母の姿は、筋萎縮性側索硬化症（ＡＬＳ）が進行していくのを連想させる。

その日の夕刻、待ちわびていたＫさんと母の対面は、終生忘れがたいものとなった。

「お母さん…！」

と、呼びかけるＫさんの澄んだ声は、聞いた瞬間、心にも体にもゾクッと戦慄が走るようなやさしい響きに満ちていた。

母は見開いた目でＫさんを認めるや、顔をクシャクシャにしてうめくような声を立て、激しく号泣慟哭した。

空間に響いたのは「お母さん…」というたった一声だけだったが、二人の心に爆発的にひろがっていったものに圧倒され、もらい泣きするのを禁じ得なかった。

三〇年の歳月と、介護し、介護されてきたこの二年間の万感の想いが一瞬にして爆ぜ、光り輝くかのようだった。

一瞬にして圧倒的な真情で一つになった二人の心に、どんな言葉が必要だったろうか…。

三八二　母の耳元に顔を近づけたKさんは、かつて母と散歩をしながら歌った懐かしいメロディーを、正確な音程で次々と歌い聞かせていった。

Kさんが現れると天性の陽の気がこぼれて周囲を輝かせてしまうのが常だったが、今また、すべてが母の死に向かってフォーカスしていた病室に一種異様な明るさがみなぎった。

自らの体によって沈黙を強いられ、何も語れぬ母の脳裏には、まだ元気だったころ、陽だまりの中を行く二人の女学生のように、華やいだ心でシルバーカートを押しながら歌っていた日々が回想されているのだろうか。

そんな幸福を最晩年の母に与えることができたのは、Kさんだけだった…。

三八三　デイサービスでもショートステイでも、総じて母は素晴らしい職員の方々に恵まれたが、どんなやさしい関係も家族と同じ距離にまで達することはまずあり得ないだろう。

血のつながらないKさんから家族以上ともいえるケアと優しさを得られたのは、母の徳の力によるものであり、おだやかでやさしかった母の生涯にふさわしいのではないか…。

⦿·。·:*·๑·:·★·:·๑·:*·。·⦿

（2）戦友だった栄養士

二八四　デイサービスに通いはじめた三年前は、まだ母の体力もコミュニケーション能力も健常者と変わらなかった。それゆえに、誰もが母の謙虚さや協調性や人となりを理解しやさしくしてくれた。

デイサービスに通うことができた最後の日まで、母が大事にされていることが送迎の職員の態度や雰囲気に感じられた。

一方、ショートステイができる他の施設に初めて泊まったころの母は、よだれをたれ流し、ほとんど何もしゃべれない状態になっていた。

この世の縮図ともいえるさまざまな利用者と慢性的に人手不足の職員の間で、母はどのように自分を守り、意志を伝えることができるのか案じられた。

しかし、母はその施設でナンバーワンの実力を持った男性職員に特に目をかけてもらえ、また、施設長が母と私のケアマネジャーでもあり、私の介護哲学や死生観、具体的な介護アイデア等々を全面的に理解しバックアップしてくれていた。

口もきけず手足も満足に動かせず、いかんともしがたい無力な存在になり果てた母が、他人しかいない施設で寝起きをしなければならなくなった…。

だが、こうした背景に加え、遠方にもかかわらず姉がショートステイの母を頻繁に訪ねて家族の存在を示してくれたこともあり、母は大過なく守られていたのではないだろうか。

二八五　長生きをするのはめでたいのかもしれないが、赤子同然の無力な翁（おきな）や媼（おうな）になったとき、どのように最後の命をつなぎ、人間らしく尊厳を守って死んでいくことができるのだろうか。
すべては、自ら作ってきた善業と不善業の集積によって決まると心得なければならない。

人のため世の中のために善いことをしてきただろうか。

冷たい人間ではなかったか。自分のことしか考えずに人を利用し、迷惑をかけ、苦しませてはこなかったか。

最後に頼れるのは自らの業のみであり、怖れなければならないのは己の不善業だけである。

二八六　母は定年退職をした後も、嘱託として七〇歳まで保健所に勤務した。
最も親しかった管理栄養士の方とは当時から今にいたるまで親交が深く、退職後も母はしばしば泊まりに行ったり、栄養士ご夫妻の車でお花見や新緑、紅葉狩りなどの小旅行に出かけるのを楽しみにしていた。

同居をはじめてから何度も電話をいただいたのだが、母の老衰と認知症を理由に対面する労を取らないできた。

自分からは何も意志表示ができなくなった母が、有終の美を飾って人生を締めくくることができるか否か、今やすべては私の裁量にかかっていた。

「お母さん、Oさんに会いたい？」と訊ねると、母の眼がうるみパチリとマバタキをした。

七七歳になるというOさんと母は、同じ職場で同じ時代をともに生きた戦友のようなものではないか。

縁ある人に別れも告げず、ひとりこの世を去っていくことはできないだろう。

母の寝室や居間を探しまわって住所録を見つけ出し、思いきって電話をすると二つ返事で見舞いに来るという。

二八七　昼すぎに病室に入ると、熱いおしぼりで母の顔を拭いてあげ、長年愛用してきたVCローションとスクワラン（鮫油）を塗ってあげる。
死に瀕した母が気持ちよさそうに眼を閉じ、いちばん幸せそうに見えるときである。一日中開きっぱなしで汚れた口の中を、歯ブラシで丹念にきれいにしてあげるのも喜ばれる日課となった。

誰かが付き添いにくれば病室を離れ、山積している仕事を次々とこなして病室にもどり、八時になるまでベッドサイドで過ごして帰宅する生活リズムがととのってきた。

その日は、早い時間に見舞いに来るというOさんを迎えるために、午前中から病室に入った。

私が間に入らなければ、母とコミュニケーションを取ることはできない。

母の手足になるだけではなく、母の代わりに、母の人生を生きているような錯覚に陥ってくる…。

二八八　Oさんの来訪を、母は目を潤ませて喜んでくれた。
その様子を眺めて、おせっかいなアレンジをしているのではないかという一抹の不安は霧消した。

入院し死の床に就いてからの母の意識はかつてない明晰さを保ち、認知症という言葉は私の心から忘れ去られていた。それゆえに、マバタキでしか意思表示のできない母が無念でならなかった。

Oさんは、母とは性格が何もかも反対だったがゆえに、母の謙虚さや忍耐強さに惹かれ、敵を作らず誰の悪口も言わない母に憧れてきたと褒めちぎった。

しかし誰に対しても一歩も退かずに言いたいことを言う自分に誇りを持っていて、数年前に脳梗塞で倒れ奇跡の復活を果たした物語をＮＨＫのテレビで三〇分話したことがあると自慢話をされた。保健所時代の驚くような母のエピソードをいくつも聞かされ、Ｏさんを招いて本当によかったと思った。

三八九　寝ては覚めをくり返す母が、Ｏさんと言葉を交わすことはほとんどなかった。
すっかり打ちとけて一時間以上話しこんだＯさんが「それでは、これで、おいとまします」と立ち上がり、母の枕元に立った。

眠っていた母を揺り起こし、「お母さん、Ｏさんがお帰りだよ。来ていただいて、本当によかったね。ありがとう、と言いたいよね。Ｏさん、お世話になりました、てね。さようなら、だね」

福助を操ってきた腹話術の感覚で、とっさに母の気持ちになり代わって別れの挨拶をした。

「また来ますよ。…元気になってね」

「お母さん、Ｏさんに、さようなら、と言いたいよね？　ありがとう、と言いたいよね？…言いたかったら、マバタキをして」

母は、かつての同僚であり親友でもあった人の顔を、赤くうるんだ見開いた目でしげしげと眺め、パチリとマバタキをした。

「ああ、何でもわかってくださっている」とＯさんは笑みを浮かべた。

母とＯさんが逢うことは、もう、二度とないだろう。

…今生の別れだった。

三九〇　言葉のしゃべれない幼児の心を思いやり、サーカスを見せたり動物園に連れて行ったりする若い親のように、私が思いついたことを母に伝え、アレンジされた出来事を黙々と受身で体験していくほかはない母。

思えば、不思議な人生の終末だった。

眠りこける母のベッドを挟んで、矢継ぎ早に母の思い出を語る旧来の友は、いったい誰と話していたのだろうか。

母に成り代わったように受け答えをしながら、母と親友の追憶の世界が次々と浮かび上がっては、消えていった。

思いも寄らぬ母の世界を垣間見るおもしろさに引きこまれ、すっかり聞き上手になって老婦人と心を交わしていたのは、誰だったのだろうか…。

⦿・。:*๑•:・★・:•๑:*:。・⦿

（3）母を敬慕し続けた書家

三九一　当初からの想定どおり、二日周期で肺炎が治ってはぶり返しながら母の病状は徐々に進行していった。熱が上がれば氷枕で頭を冷やし、呼吸が苦しくなれば酸素吸入が増量される。いつ死んでもおかしくはない状態だが、意識はしっかりしていて小康が保たれている。

家族は全員、母の死を受け容れる心の準備がととのっている。会うべき親類縁者の人たちも皆、見舞いに来てくれたが、まだ母には今生の別れを告げるべき人が三人残されているように思われた。せんだって娘婿に急逝された六〇年来の親友がその一人だが、あんなに元気だったのに、脳梗塞で倒れ今は車椅子で完全介護の状態になったという。

二人目は、まだ若かった母が代用教員をしていたころの教え子で、七〇年の長きにわたって母を「先生」と呼んで慕い続けてくださった書家の老婦人である。

そのHさんが母に寄せる真情は私にもひしひしと伝わり、認知症が悪かったころの母がHさんの声を耳にするや電話口で号泣したこともあった。

「Hさんに会いたい？」と訊くと、母は涙を浮かべて強い反応を示した…。

三九二

一年前の正月にHさんは、桜が咲いて暖かくなったら必ず母を訪ねると約束されていた。こちらから電話をすれば、高齢を押しての見舞いを強いることにならないか気がかりだった。だが受話器から響いてくる声は若々しく、開口一番、訪問できないまま一年が過ぎたことを詫びられ、「明日うかがいます」という言葉に真っ直ぐなものが感じられた。

はたして翌日、母の枕元で「先生！」と呼びかける声を聞いた瞬間、人を想う切々たる心と、七〇年間も敬慕し続けてこられた思いのたけが直球のように響いてきた。

あらためて言葉の虚しさと、人の心を打つのはありのままの真情であることに思いを馳せた。

凛（りん）とした声で語られる苦しい生い立ちやご両親との難しい関係をうかがいながら、少女だったHさんが生涯をとおして母の中に見続けていたものが何だったのかが解るような気がした。

他人でありながら、このHさんほど、母の存在そのものを絶対的に肯定し慕ってくださった方はいないだろう。

Hさんに一目会いたいと涙を浮かべて母が反応したのも、認知症と老衰で自信を喪失していた晩年の母にとって、かけがえのない心の支えになっていたからではないか。

私の介護疲れを気づかいお弁当まで買ってきてくださったHさんが、二度と会うことのない別れを惜しみながら去っていくのを、マバタキしかできない母はどのような思いで見送ったのか…。

≡九≡　認知症は目ざましく好転したものの、母の記憶力がどこまで回復したのかは不明である。それゆえに、これから見舞いに来られる方々を何度も予告し、立ち去られた後は折に触れて思い出させ、母の記憶を新たにした。

数時間後に忘れ去られる人もいれば、Oさんのように二日経ってもしっかり記憶に残り、Hさんは三日経っても覚えていた。

母がKさんの来訪を忘れることはなかった…。

介護する人や器具によってサポートされれば、人間らしく生をまっとうすることができるケースは無数にある。足りないものは補いながら生きていけばよいのだ。

残された時間は、ごくわずかである。死ぬ瞬間まで、母の心が正常に機能する助けになろうと思った。

二九四　誰が見舞いに来ても母が言葉をしゃべることはないのに、福助と一緒に唱える慈悲の瞑想の文言だけは声帯を震わせ声を出そうとする。

いったい母は慈悲の瞑想にどんな特別の思い入れがあるのか分からないまま、まったくやれない日や途中で続かなくなり中止する日が増えてきた。

死のレッスンもさすがに同じことのくり返しとなり、一日の大半は眠っているのだが、たとえ目覚めていても互いに沈黙したままどうコミュニケーションを取ってよいのかわからなくなった。

「お母さん、今日は一時間早いけど、帰ってもいい？」と訊いた。

すると母は、ダメと首を横に振る。

「僕がいるだけで、安心するの？」

大きくパチリとマバタキをした。

「いないと寂しい？」↓パチリ。

そうか。何も話さなくても、一緒にいるだけでよいのなら、いてあげよう。

幼児だった頃、たとえ母がかまってくれなくても、家にいるだけで安心することができたように

……。

二九五　翌日の夜、「お母さん、今日はなんだか疲れちゃったので、一時間早いけど帰ってもいいかな？」

と訊いた。

母は、パチリとマバタキをして「帰ってもよい」と意志表示をした。

弱者への迷いのない反応だと思った。

誰でも老衰が進むにつれ、歩けなくなり、食べられなくなり、しゃべれなくなって、一人では排泄もできず、赤ちゃんのようにオムツを使うまでになっていく。

生存にかかわるすべてを人に介助してもらうのが当たり前になり、心もそれに比例して、幼児がえりする傾向が露わになると言ってもよい。

無垢になっていく、と賞賛する考えもあるだろうが、小児的エゴイズムに退行していく人も少なくない。

たとえ無力な存在になり死に瀕していても、母性や母心にスイッチを入れられると、途端に自分以外の誰かを守ろうとし、助けようと反応し、もらうことよりも与えることが第一になった瞬間、エゴ感覚は弱まっていく。

いつ死ぬか時間の問題となった母には、小児的エゴイズムに戻った状態ではなく、母性の気高さを保持した死近心で逝去してもらいたかった。

⦿.。.:*ﾟ✲.:.★.:.✲ﾟ*:.。.⦿

(4) センター長

三六　母が礼を述べ別れを告げるべき最後の人は、三年通ったデイサービスの女性センター長Sさんだろうと判断していた。

母の人となりを正確に把握して見守っていただいてきたが、職員にも利用者にも明るくやさしい雰囲気が満ちていたのは、Sさんのマネジメント能力によるものと思われた。

母が一番の楽しみにしていたオセロを教えてくれたのもこの施設の人だった。

「利用者の方々に私情をさしはさんではいけないのですが、お母様にはどうしても惹かれるものがあって、特別の思いが入ってしまいました」と述懐されていた。

そのSさんに会いたいという母のマバタキも明確だった。

老人介護施設もピンからキリまでだが、自分で自分のことを守りきれなくなっていた母が人生の最後におだやかな時間を安心して過ごすことができたのも、Sさんの統率力があったからである。

別れの挨拶をしなければならない…。

三九七　テレパシーなのだろうか。

電話をしようと思ったまさにそのときに、「お母さま、その後いかがですか?」とSさんから電話があった。

緊急入院し、死へのカウントダウンが始まった時点で、もう二度と母が家に帰ることもデイサービスにうかがうこともない旨、伝えてあった。

施設からすれば死に向かって消えていった大勢の利用者の一人に過ぎないだろうに、母の現状を聞いたSさんは「明日うかがいます」と即答された。

翌日、病床に身を乗り出すように声かけをしてくださるSさんに、黙って視線を向けることしかできない母になり代わり、三年間やさしく見守ってくださってありがとうございます、お世話になりました…と礼を述べ、感謝の想いを伝えているうちに泣きそうになってしまった。

介護と福祉に生涯を捧げてこられたSさんにはキリスト教のシスターの雰囲気が漂っていて、「信仰をお持ちなのですか？」といつか訊いてみたかったが、切り出せなかった。

すぐに帰られるものと思いきや一時間半も見舞ってくださったSさんから、逆に私が質問されてしまった。

「ご家族とはいえ、なぜ、そこまでの介護ができるんですか？」

三九八　「私の母は昔の人でしたから、子育てに命をかけ、全身全霊で愛してくれているのをひしひしと感じてきました。優しかった母から百点満点の愛をいただいたという事実…、結局、それでしょうね、私の介護の底力になっていたのは…」

「やはり、そうでしたか…。よくわかりました」とSさんは何度もうなずかれた。

「何事も自業自得ですね。人は自分が出力したものと同じものを受けとる法則ですよ…」

三九九　母の介護をなんとかここまでやってこられたのは、近隣に住む母の姪N子さんが一貫して介護を手伝ってくれたお陰だった。

母の入院後も、N子さんはほぼ毎日病室で母に付き添ってくれたが、娘同然の情がこもっていた。

N子さんは、生まれる前に父親（母の兄）が戦死し、幼児期に母親も喪い、祖母の手で育てられた境遇だった。私の母をN子さんは実母のように慕ってきたのだから、本当の母娘にかぎりなく近いものがあった。

その娘同然のN子さんを、晩年の母はどれだけ頼りにしていたことだろう。

老衰し無力な存在となった母がまさにこの世を去ろうとするとき、その母に付き添い看取っているのは、かつて可愛がり、真実に愛した者たちだった…。

⦿・。・＊・๑・๑・・★・・๑・๑・＊・。・⦿

第九章　最期の看取り

（1）母の真意は…

四〇〇　晴天の日が長く続いていたが、三日間雨が降り、徒歩で病院に通わなければならなくなった。頼みの自転車には乗れず、傘を差し荷物を持って久しぶりに長い距離を歩くと、痛めた右膝が苦しくて霙（みぞれ）まじりの路上で何度も立ち往生しかかった。

自宅で母の介護を続けるのは到底無理な体になっていたのをあらためて意識し、絶妙のタイミングで母が入院してくれた不思議さを感じた。

その母の手足には浮腫（むく）みが出て、痰の吸引にもしばしば血が混じり、痛みと苦しさは増すばかりだったが、予告された死は訪れず、今生の別れを告げるべき人にもすべて会ってしまった。

遠方から見舞いに来る姉にも、他の付き添う者たちにも疲労が見られ、盛り上がったテンションがゆるみ始めたようにも思われた。

母への感謝も死ぬ瞬間の心得も慈悲の瞑想も何度もくり返し、さて、何をどうすればよいのか、中途半端な膠着状態の印象だった。

死が間近のはずなのに、母はなぜ、何のために、こうして生きているのか…。

四〇一　母の洗髪をお願いするとすぐに対応してくれるし、看護師とヘルパーの連携によるケアはきめ細やかになされていて申し分がない。

しかし最も痛みのともなう痰の吸引を見ていると、丁寧でやさしい所作の看護師もいれば、思わず阻止したくなるような手荒な印象の方もいる。同一人であっても日によって異なり、気分やストレスなど精神状態が治療現場に反映しているのが見て取れた。

痰を取らなければ呼吸が困難になり、口や鼻からチューブが挿入され咽喉を引っかき回しながらタイミングよく上がってきた痰を吸引するのが容易ではない。

明らかに母は嫌がっているとわかることも多々あるのだが、結局やらないわけにはいかず、これは死ぬ前にできるだけ苦受を受けることによって不善業を消しておくための儀式なのか…と考えこんでしまった。

四〇二

日を重ねるごとに母の両手はむくみ、腕には点滴を打つ個所がなくなり、やがて脚にも打つところがなくなって遂に腹部に打つことになった。

鼻にチューブを挿し込んで酸素吸入をしてきたが、それでは追いつかずマスク型の吸入に変わった。

「こんにちは」と福助が現れると母の両目がうるむが、慈悲の瞑想は「やりたい？」にも「やりたくない？」にも無反応だったりする。反対に「イエス」にも「ノー」にも反応して訳がわからなくなったり、マバタキとうなずきが混同して母の心が読めなくなる。

点滴だけで三週間以上が経過しており、何を訊いても無反応なのは考えるエネルギーがないからかもしれない。「考える力がないの？」と訊くとパチリと答えたこともあった。

「ただここにいるだけでよい？」と確かめるとパチリと反応し、ウトウトと寝ては覚めをくり返す母。

…その夢は枯れ野をかけめぐっているのだろうか？

四〇三　母の顔には不思議なほどシワがなく、女性見舞い客の誰からも「とても八九歳には見えない」とつるつるの顔を褒められてきた。だが、さすがにこの期におよんで頬がこけはじめ、耳たぶにも細かな皺が寄ってきた。

その日の母は、開いたままの口から喘ぐような声がもれ、陸に打ち上げられた魚のように見えた。吸引直後なのにすぐにゴホッ、ゴホッと痰がからまり、ひきつけを起こしたように呼吸が止まったり、動物の吠えるようなうめき声を立て続けた。

何度も吸引をかけるがうまくいかず、入院して以来、最も苦しい時間が九〇分も続き、私は、母の頭に右手を置き、左手で背中をタップし続けていた。

最後に、鼻から吸引した状態で頭をのけぞらせるように下げて咳をさせ、やっと大きな固まりを吸い取ることができた。

疲れ果て寝入った母の枕元に座り、苦しむために生を永らえているかのような現状に考え込んでしまった…。

四〇四　母も私も院長も、延命はしない方針を何度も確かめてきた。

私の想定していた「延命」措置とは、経管栄養や胃瘻を指している。もし酸素吸入と点滴を止めれば直ちに母は死ぬだろうから、さすがにそれらを止めてくれとは言い出せなかった…。

母の看取りに関し、誰よりも腹蔵なく相談できる人は主治医でもケアマネでもなく、介護の天才Kさんだった。

認知症の義母を看取り、心臓病の義父を看取り、筋ジストロフィーの夫を看取り、夫の死後やはり筋ジストロフィーだった義妹の介護もしてきた人である。

身体介護の技術も心のケアも哲学にも一家言を有するKさんに、再び来てもらうことにした…。


四〇五　もう声は出せないだろうと思っていた母がその日、小さく叫ぶように声を立て、必死に口をパクパクさせて何かを言おうとしていた。

「どうした？　何かしてもらいたい？」→「イエス」→「体のこと？」→「ノー」→「体以外のこと？」→「イエス」…。

マバタキの会話が長引くと疲れてくるので、閃いたことをズバリ提示した。

「家に帰りたい？」

母はパチリとマバタキをして「イエス」の意志を表した。

そうか…。自宅で死にたいという母の念願をかなえてあげるには、今が潮時なのかもしれない。

しかし、訪問看護師やヘルパーさんの協力を得たとしても、痰の吸引、点滴、酸素吸入、投薬、オムツの交換、二時間おきの体位替え、等々を果たしてどこまでやれるだろうか。

自分一人が歩くのにも難儀しているのだ。

自信がなかった…。


四〇六「お母さん、酸素吸入や点滴をやらないとすぐに死んじゃうよ。家に帰っても、こういう機材をそろえて続行するの大変だよね。たとえすぐ死ぬことになっても家に帰りたいのなら、目パチンとやって」→無反応→「もう少し病院でがんばるんなら、目パチンとやって」→無反応…。

もう一度同じことを訊き直すと、「病院でがんばる？」にパチンとマバタキをして「イエス」の意志表示をした。

しかし真意の程はどうなのだろうか。母の意志を問うたのではなく、私の意志を押しつけたのではないだろうか。

「もう病院はごめんだけど、我慢するしかないと思ってる？」と訊けば、パチリとマバタキをしたのではないか。

母がどうしても家に帰りたいと言い張ったら、どうするのだろうか。

そうしてあげたいが、もう私にはできないだろうと心が定まっていた。

お母さん、ごめんね。

住み慣れた家で死にたいという願いをかなえてあげられないね…。

四〇七　母の担当だったベテラン看護師さんのお住まいは、母の親友が営んでいたクリーニング店の向かいだった。見るからに母性あふれるタイプで、母をよく知っていてくれたこともあり、特に親身な看護をしていただいてきた。

毎日付き添っているので、私もプライベートなことまで何度も話し込んだりした。

夜勤明けだったその看護師さんが、「今朝起きたら、お母様涙を流していたわよ。何だったのでしょうね」と言った。

母が家に帰りたいと言った二日後の朝だったが、やはりそのことに関係があったのだろうか…。九〇分間もうめき続けるような大発作に苦しみ、ただ苦受を受けるために生きているような日々に涙を流したという解釈もあり得るだろうが、言い訳じみている。

家に帰れないので泣いていた…と思うと、罪悪感にかられるのを禁じ得なかった。

四〇八　同じ会話を三度試みた。

「お母さん、何か話したいこと、伝えたいことある？」↓パチリ↓「家に帰りたい？」↓無反応↓「ここ（病院）でも良い？」↓パチリ。

そうか…とホッとする。

だが、その三〇分後に再び「家に帰りたい？」と訊くと、パチリとマバタキをして「イエス」の意志表示をする。

「もし死ぬとしたら、病院でも良い？」↓曖昧↓「家に帰りたい？」↓曖昧…。

「また元気になりたいと思う？」と別の設問をすると↓パチリ。

え⁉…そうなのか。まだ死ぬ覚悟が定まっているわけでもないのか。

こうした短い会話も、体位替えやオムツの交換、痰の発作と吸引などで頻繁に中断される。デタラメな母の回答だが、どの一瞬も真実であり、本物だったと理解すべきだろう。

「何も話さなくても、ここにいてもらいたい？」↓パチリ↓「誰もいないと寂しい？」↓パチリ。

このやり取りだけは、いつ訊いても常に明快な答えが返ってくる…。

四〇九　どれほどの介護をしても、愛する者を見送った家族の心には、もっとしてあげられたはずだ、あんなことはやるべきではなかった、言わなければよかった…等々の悔いが残るものだという。新しい本の執筆も定番の合宿も、犠牲にできるものはギリギリまで打ち捨てて、母の介護に徹してきた二年間だった。

全力を揮ってきたつもりだが、ご多分にもれず私も、これまで自分のやってきた介護が完全なものだったなどとは到底思えなかった。

だが、仕方があるまい、それしかできなかったのだから。

起きたことは正しい、とあるがままを受け容れていく…。


四一〇　待ちわびていた介護の天才Kさんがやって来た。

すぐに母の枕元に座り、手を取るや、「お母さん、辛いね。苦しいね」と澄んだ声で語りかけた。

まっすぐなその響きに、Kさんが一瞬にして母の心に寄り添い共感しているのが感じられ、胸を衝かれた。

「…大丈夫だよ。楽になるからね。…怖くないよ。大丈夫だよ。気持ちよくなるよ」と言いながらKさんは母の胸をやさしく撫でてあげた。

涙を浮かべ、安心しきって身を委ねている母の姿を見ると、死にゆく人に対して、一瞬にして家族以上の一体感で一つになってしまう共感能力に心底脱帽した。

私以上に母の心に寄り添える者はいないという自負があったが、Kさんには敵わない、さすがプロ中のプロと揺さぶられるような感銘を受けた…。

四二　一瞬の予断も許さないこの期におよんで母を捨て置き、東京へ仕事に行ってよいものだろうか、と考えないわけではなかった。

だが、瞑想で得た自分の直観を信じ、週末の朝日カルチャー講座とワンデイ合宿の仕事を決行することにした。

姉がいるし姪のN子さんも付き添うし、何よりもKさんに後を託せるのだ。事あらば仕事を中断して飛んで帰る覚悟で二日間留守にした。

お母さん、待っててくれよ…。

四三　朝日カルチャーの仕事の合間に、母の安否を確かめた。

熱は三八度二分だが呼吸はおだやかで、意識はしっかりしているので、まだ大丈夫だろうという。母は、私が仕事をしている情況を理解しているので、帰りを待っているのではないかとのことだ。

翌日のワンデイ合宿の最中に入ってきたメールには、熱が下がり氷枕をはずしたが、声をかけても虚ろで反応がない。息づかいは静かで楽になったように見受けられる。足をさすると目を閉じて眠り始めるが、少しの物音にも目を開ける。静かにしている。心配ありません…といった様子が伝えられていた。

打ち上げが終わると、スタッフが気をきかせてすぐに帰宅できる手はずを整えてくれた。

帰りの電車の中で、煎餅と駅のコンビニで買った野菜ジュースとカシューナッツだけの夕食を摂った。

駅に到着したのが二二時三〇分、病院に行ける時間ではなかった。凍てつくように寒い夜だった。

何はともあれ、母は二日間生きていてくれた…。


⦿・。：＊๑•：・★・：•๑：＊：。・⦿

（2）母が、逝く…

四三 その夜、病院からの緊急電話で眠りが破られた。

「お母さんの呼吸が乱れてきたので、すぐに来てください」

時計を見ると、深夜の二時四〇分だった。

飛び起きて身支度をととのえ、自転車で病院にかけつけると、院長先生、男性看護師、母の知り合いのベテラン看護師が母の病床を取り囲んでいた。

「お母さん！　ひでおが来たよ。わかる⁉」と母の枕元で叫ぶと、母はパチリとマバタキをして答えてくれた。

院長先生が私の耳元で囁くように言った。

「今すぐではないが、今日中に逝くでしょう…」

四四 いよいよその時が来たか、と覚悟を定め、夜を徹して母を見守っていた。

心拍数が五〇まで下がり危篤状態になったのだが、四時四〇分に目覚めた母の心拍数は九一に戻り、血圧も一一一&五〇にまで回復した。

看護師さんが仮眠用ソファーを病室に運び込んでくれたので、一時間ほどウトウトしたが、気が昂って睡眠モードには入れない。

起き上がると、母が眼を開いていた。

枕元に座り、母の体に触れ、語りかけた。

「お母さん、分かる？　だいじょうぶだよ。なにも心配ないからね。安心して、きれいなところへ行こうね。明るいところ、光り輝くところへ行くんだよ。もう、がんばらなくていいよ…」

四二五　病院に朝が来るとにわかに活気立ち、機械音や人声が飛び交い、スケジュール通りのケアをする看護師やヘルパー、掃除をする人、洗濯物を集める人、さまざまな人が入れ替わり立ち替わり出入りした。

こんなせわしない波動に呑み込まれながら、母が最期を迎えるとは思えなかった。死と再生の聖なる瞬間にふさわしくない。

臨終に立ち合おうと、姉やN子さん夫婦、Kさんたちが続々と集まってきた…。

四二六　母の全身に玉のような汗が出ていた。

熱は三七・七度なのだが、深部体温は高いらしい。氷枕をし、腋下にもアイスノンを挟んで冷やした。

酸素吸入が増量されてもあまり取り込めず、死が迫っていたが、内臓全般が丈夫だったせいか不思議に持ちこたえていた。

昼になり、黄昏ても母の容態は変わらず、痰がからまり呼吸困難になっては激しい苦痛に耐えながら吸引をくり返していた。

夜が深まり、そのまま付き添うべきか迷ったあげく、姉夫婦とN子さん達はいったん帰宅することにした。

母が眠り続けている限り祈ることぐらいしかできないので、Kさんに後を託して深夜一時に帰宅し、三時間ほど熟睡し五時前に病室に戻った。

母は生きていた…。

四―七 痰や咳の発作がおさまり、静かに寝入っている母の表情はおだやかで、呼吸をしていなければ死んでいるようにも見える。

Kさんは家族をすべて自宅で看取ってきたので、経管栄養や胃瘻などの延命措置は無論、点滴にも疑問を持っていた。

当人に苦痛がないかぎり、介護する側は点滴続行を希望しがちだが、生命が自然に死んでいこうとしているのを無理矢理食い止め、苦しみを長引かせるのは安らかな死を冒瀆しているのではないか…と。

Kさんの家族は全員静かに息を引き取り、最期まで意識は明晰で、お別れもしっかりできたという。

院長に改めて点滴の是非を訊ねた。

「点滴は少量で、止めても続けても苦しさはどちらともいえない。もし浮腫みがひどくなるようでしたら、そのときは点滴を止めましょう。いずれにしても今日か明日だと思います」

四八　母の死に立ち会うべき人は集ったものの、今すぐ臨終の時が訪れる緊迫感は薄らいでいた。
夜になり、それまで静かな呼吸をしていた母に対し、スケジュール通りに痰の吸引を始めた看護師がいた。

あわてて止めようとしたが、処置が始まっていたのでそのまま見守っていた。

処置の技術は丁寧で申し分なかったが、母は寝ている子が起こされたようにひどく苦しむことになってしまった。チューブに血が滲み、眼に余ったので中止させた。

今後、時間どおりの処置はしないでよい。本人が苦しんでいる時にのみ要望するので対応してほしいと強く申し伝えた。母はその後、一時間ほど苦しんでやっと静かになった。

この期におよんで母に無益な苦しみを与えてしまい、守ってあげられなかった己の不明を恥じた。

発作→吸引→苦しみ→…の連鎖が続き、夜更けてやっと母は寝入った。

Kさんが病室に泊り付き添ってくれることになったので、真夜中にいったん帰宅して短い睡眠をとった。

四九　翌日も母の容態は変わらず、呼吸が困難になって苦しみ、痰の吸引をすれば身を震わせてもがき苦しんだ。

母の意識はハッキリしているように見えたが何も反応せず、コミュニケーションはできなかった。

自宅であれ病院であれ、最高の形で死の訪れを受け容れることが母に残された唯一の仕事だった。

何度も死のレッスンを重ねてきたし、臨終間近の状態になってからも、死の意味を母にくり返し確認させ、感謝を伝え、もう十分にやるべきことはやり尽していた。

これ以上母が苦しみを重ねれば、その苦痛ゆえに死近心が悪くなるのが案じられた。

母は吸引に対して怒っているのではないかとKさんは見ているし、姉たちも母のいたずらな延命を望まない考えをとうに固めていた。

あとは私の責任で決断を下すだけだった…。

四三〇

院長と話をしなければと思っているところへ、副院長が診察に来た。

痰がからまって吸引してもなかなか取れず、母はただ痛みにもがくばかりで、おだやかに寝（やす）まるときがなくなっていた。

「点滴を続けても止めても苦しみは同じだと言われましたが、こんなに苦しまなくては死ねないのですか。この期に及んで、母が元の健康体にもどれる可能性はあるのですか。

母と私は、この二年間死について何度も話し合ってきました。母はとっくの昔から、当然やってくる死を受け容れてきました。

母も私も、ただ安らかに、おだやかに、最高の形で死んでいけることを望んできたのです。栄養点滴が結果的に延命の措置となり、母に無益な苦しみを与え続けるだけになってはいないのですか。

家族としても、また母自身も、安らかに生涯を閉じたいと願っているのです」

とっさに浮かんだ言葉だったが、静かに、しかし力強く、明確な発音で意向を伝えた。人が好さそうでおとなしそうなタイプの副院長は気圧（けお）されたように聞いていたが、「わかりました」とだけ言って足早に立ち去った。

四二　副院長と入れ替わるように、看護師がやって来た。

「では、点滴を外します」と言い、入院以来一ヶ月間続けられ、腕にも足にも打つところがなくなり腹部に打っていた点滴が外されていった。

発作が治まっていた母は、静かに目を閉じていた。

ああ、もう、これでお終いになるのだ、と思った。

まるで私が死の宣告を下したかのような展開になり、破壊の印象と罪悪感と自責の念が未完成のまま一〇〇分の一秒ほどの速度感で過ぎ去っていった。

母の幸いを考え抜いた結果の判断であり、迷いもブレもなかった。

四三　眠っているのか起きているのか、静かに眼を閉じている母の寝顔を黙って見ていた。

昼前に姉が来たので、点滴を外したことを伝えると、ご苦労様という顔で「わかりました」と言った。

箱ティッシュや若干の備品を補充しなければならなかったので、後を託して自宅に戻りながら、葬儀に関する諸々のことが脳裏に去来していた。

健康管理に配慮してきた母のことだから、まだしばらく持つのではないかと思っていた。

午後になり、母の呼吸の感じがいつもとちがう、と姉が電話をしてきた。

素人の判断で当てにはならないと思いながらも、遺体を迎えようもないほど散らかった家の中を大慌てで片付けていった。

母の様子がちがうので来たほうがいいのではないか、ともう一度姉から電話があった。

「わかった」と言い、自転車で病院に急行した…。

四三　膝の痛みに耐えながら足を滑らせるように病棟を走り、病室にかけ込んだ。
母はまだ生きていてその顔は見違えるほど美しく整っていたが、死相があらわれ生死の境にいた。

姉とN子さんが黙って立っていた。

「お母さん！　ひでおが来たよ！　お別れだね。長い間ご苦労さまでした。お世話になりました。…光り輝くところへ旅立とうね。生まれ変わるよ。何も心配ないよ。さようなら…、お母さん…」

母はまだ息をしていたが、微動だにせず、私の言葉が届いたかどうか定かではなかった。

静かに、凍結していくように、生きている母が凛として崇高な亡骸になっていくプロセスが、刻一刻、スローモーションのコマ送りのように移動していった…。

かけつけた副院長が脈を取り、瞳孔反射を確かめ、静かに臨終を宣言した。

どの瞬間が「死」だったのだろうか。

命の火が完全に吹き消された遺体となり、私の母だった人の存在はこの世から滅した…。

四四　二〇一二年二月一日午後二時二二分、母逝去。享年八九歳。

一〇分後に駈けこんできたKさんが、まだ母が生きているかのように、悲痛な響きのともなった別れの言葉を母の耳元に囁いた。まだ意識が残っている間に最後の思いを伝えたかったろうが、そんな思いを吹き飛ばすように、母の死顔は美しく、静謐（せいひつ）な印象を湛えていた…。

点滴を外すまで母の顔から苦悶の表情が消えることはなかった。

生存に終止符を打った今、これほど安らいだ美しいデスマスクのような顔に変貌したことが衝撃だった。

一切皆苦の生存を果てしなく繰り返す輪廻転生からの解脱に生涯を懸けてきた者の目には、「生きることは苦しみであり、完全な死は解放である」と暗示されているように見えた…。

完全な死は「涅槃」と呼ばれ、煩悩を滅尽する途方もない修行を完成した者にしか到達し得ない境地だ。

無数に繰り返される死を新たに一つ付け加えた母は、たとえ幸せな境遇に転生しても、その幸福が変滅していくドゥッカ（苦）を検証しながら、さらなる輪廻をどれほど繰り返していくのだろうか…。

⦿・。・*・๑・・・・★・・・๑・*・。・⦿

第十章　生きていく死者

（1）遺された者を結ぶ通夜

四三五 母の死のレッスンは、クライマックスである死をもって終わるべきかもしれない。

だが、死者は生き続けるのである。死者が完全な死者になるのは、地上の誰からも完全に忘れ去られた時である。二〇〇〇年以上前に死んだブッダもキリストも、いまだに多くの人の心の中に生き続けているではないか…。

母は死んだが、母を悼む人も記憶にとどめている人もいる。

原始仏教の死生観を拠りどころにしてきた在家の瞑想者が、どのように母親を葬ったか、もう少し話を続けよう。

アフリカの象たちですら、家族だった仲間の死を悼み、夜ごと遺体の下に集まり、前足の爪でその遺骨に触れ、喪われた存在をいとおしむかのように鼻先で確かめる仕草をしたりする。

母系家族の群れを何よりも大切にし、抜群の記憶力を持った象が死んだ仲間を思って弔いの集会に集まってくるのは当然のことだろう。

死者は、記憶能力を持つ人や動物の心の中に生き続けていく…。

四三六 愛する人の死を受け容れることができなければ、喪失の悲しみが宙ぶらりんになって行き場を失う。
静止画像のように死が凍りつき、過去に封印されたまま虚しく流されていく後ろ向きの人生…。

受け容れられない否定のエネルギーが、現在の瞬間に、過ぎ去ってしまったものを釘付けにする…。

四二七　母の死を静かに受け止めている暇はなく、病室の明け渡しや葬儀社への連絡、遺体を迎える自宅の準備、通夜や葬儀の諸々の設定に忙殺されていた。

ダンマにしか関心がなく、およそ世事にうとい私のような者が喪主として総てを取り仕切らなければならなかった。

のみならず、伝統的な葬式とはかけ離れた独自の家族葬を執り行なうので、誰にも任せる余地がない。その途方に暮れそうな感覚は、言葉が思うように通じない外国で独り犀（さい）の角のように修行していた日々を思い出させた。

だが、困り果てたときに必ず不思議なお助けマンが登場してくるのも私の人生には付きものだった…。

四二八　商売本位のどこにでもいる田舎の葬儀屋さんを想定していたのだが、私の担当になったW氏とこれほど話が合うとは思いもよらなかった。

母の葬儀がすべて落着するまでに何度も顔を合わせ、打ち合わせを重ねるうちに、W氏の人柄や誠心誠意な対応、ソフトな語り口、葬法や仏教についての該博（がいはく）な知識、葬儀の未来についての見識にすっかり感心させられた。

いつの間にか仕事の話が脱線し、時を忘れて話し込んでしまうこともしばしばだった。

たとえ一期一会のビジネスパートナーであっても、互いに信頼し合って仕事を進めていける感覚が素晴らしかった。

スーパーで牛乳を買っている瞬間も、宅配便を受け取っている瞬間も、葬儀の段取りを相談している瞬間も、どの一瞬も燦（きら）めきを放ちながら等しく人生を飾っている。

世事に不慣れな私が母の弔いを完了させることができたのは、ひとえにこのW氏に支えられ助けられたお蔭だと心から感謝することになっていく…。

四二九　姉と母の姪N子さんに伴われ、母の遺体が自宅に搬入されてきた。

死に化粧を美しく施された母は、葬儀社のW氏の手で白無垢の装束に包まれ、さらに真珠色の光沢を放つ純白の上掛けの中に厳かに横たえられていった。

まだ微かに温もりが残る遺体には深閑とした美しさが漂っていた…。

『お母さん、美しい死顔で旅立ってくれてありがとう。過酷な歳月でしたが、無事ゴールのテープが切れました』と呟きたい気がした。

悲しみよりも、安堵感と達成感が去来していた…。

四三〇　祭壇に遺影を飾り、二四時間持つ蓮型のロウソクに火が灯され、ラセン状の線香が一筋の紫煙を立ち昇らせていく。

夜になって届いた大きな花束が活けられると、通夜の準備は整った。

原始仏教を信奉する遺族にとっては、世間の常識的宗教儀礼は意味を持たない。

当初の予定通り、N子さんやKさんをはじめ最期まで母に寄り添った親族を中心に、母の遺体を囲み瞑想をするだけのささやかな通夜をした。

母を祀（まつ）る祭壇の前で順番に線香を立て、合掌し、パーリ語で三帰依と五戒を唱和してから各自が瞑想に入っていく。

だが、厳密なサティの瞑想に集中すれば、一切の概念を離れた出世間モードになり、通夜の意味をなさなくなるだろう。

純粋な瞑想ではなく、沈思黙考する黙想に近い形で、死者への祈りと想い出や愛着などの概念を心の中で見送っていった…。

四三一　通夜も葬儀も、死者のためではなく、残された親族や友や関係者のためのものである。

もし死後に生命が存続しないのであれば、死の瞬間にすべてが絶無になっているのだから、死者のためにできることなど何ひとつない。

魂も中有の存在も認めない原始仏教の死生観では、死の直後に、再生の最初の瞬間である「結生識」という心が生じて、転生後の新たな命のいとなみがスタートする。

一秒と経たぬうちに輪廻転生が完了しているのに、夜になってから皆が集まって涙し、亡くなった者のために良き再生を祈る…など理に合わないだろう。

通夜とは、何だろうか。

四三二　死者は、この世から完全に姿を消すが、残された者の心の中に留まり続ける。

死を悼み、死者を弔うのは、生き残った者が別離を受け容れ、悲嘆や混乱や喪失を回復し、明日に向かって生きていくためのものだ。

死は、死者にとってではなく、生き残っている者に突きつけられた永遠の課題であり、通夜も葬儀も、そのために設計された装置ではないか…。

かけがえのない人の死とともに、量り知れないものが喪われ、壊れていった。

その死者に向かって、心の中で、真の別れを告げることができれば、残された人生を続けていくことができるだろう…。

瞑想が終わり、遅れてきた親族もそろい通夜振舞いの寿司を食べながら、期せずして母の思い出や死に至るまでの経緯が堰を切ったように語られていった。

だが頭の中は、火葬やお別れ会の設定など一連のイベントの段取りが去来し、おちついて情緒に浸ってはいられなかった。

通夜の客も姉夫婦も全員が帰ってしまい、冷え切った部屋の中でドライアイスに包まれた母の遺体と独り向き合った。

火葬場のスケジュールが混み合っていて、母の火葬は三日後だった。

母との別れを惜しむために与えられたかのような、この存分な時間に心から感謝を捧げた。

翌日から弔問客が来るたびに母のデスマスクのように整った顔を見せ、あふれるように思い出を語り合い、一人になれば心おきなく母の遺体の前で瞑想し、母との六〇余年に及ぶさまざまな出来事を総括し、心底からの告別を何度も何度も思い残すことなくできたのだった…。

絶えてグリーフ（悲嘆）を引きずることがなかった所以だろう。

⦿・。:*๑・:・★・:・๑:*。・⦿

（2）デスマスク

四四　通夜が明けると、弔問の客が次々と訪れてきた。

母の遺体が火葬されるまでの三日間は、久しく会うことのなかった懐かしい人々との再会のための時間でもあった。

幼いころ毎日のように遊んだ従兄弟や親族、家族同然に親しかった幼なじみ達が、母の遺体に手を合わせ泣いてくれた。

あふれるような思い出とお悔やみの言葉に込められた母への真情に、悲しみが胸を走り抜けていった。

四五　母の親友だったMさんには三人の娘がいたが、長女を癌で喪い自慢の婿にも先立たれ、今は隣接して住む三女と暮らしていた。

夫のM氏は、一貫して私を実の息子のように可愛がってくれた。それは、過去世の縁としか思えない尋常ならざる愛し方、尽くし方だった。いつ訪れてもM氏は愛情と敬意のこもった微笑で私を

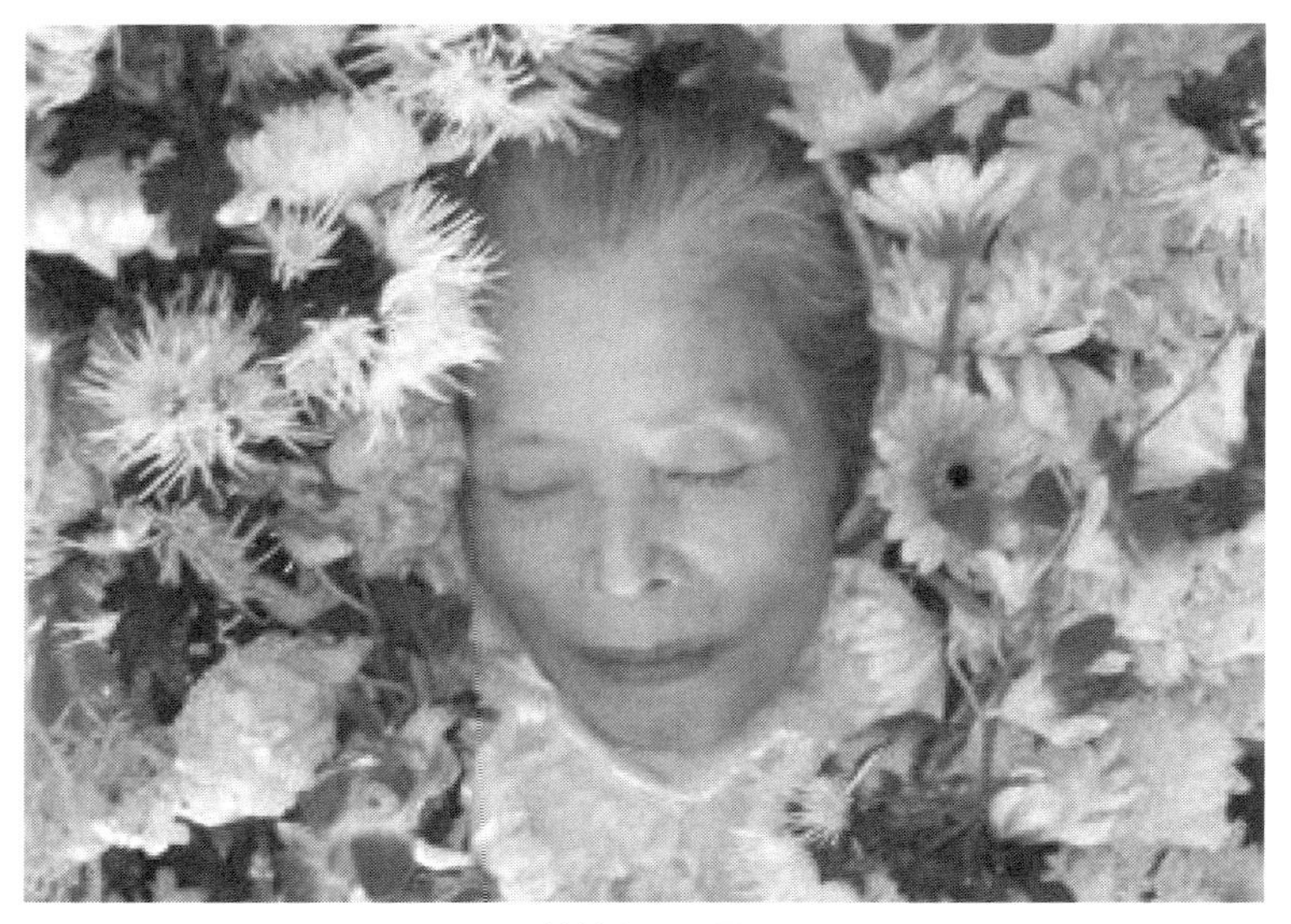

納棺された母

迎えてくれたが、あまりにも私を可愛がるので嫉妬を覚えるほどだったと、三女が後年笑いながら明かしたこともあった。

やさしくてお人よしで底抜けに明るいM家の居心地のよさは、わが家以上だと感じたことが何度あったことだろう。

M家の佇まいは、木目の傷や掛時計の文字盤にいたるまで、私の生家と区別がつかないほど記憶に深く刻まれている。

そのM氏の訃報に接したとき、四〇歳を過ぎていたのに私は泣き崩れてしまった。

それほど深い悲しみに襲われたことに驚いたが、父親との間に長く確執のあった私は、知らぬ間にM氏の中に父性を託していたのだとそのときに理解した……。

四六　そのM家の次女と三女が連れ立ってお悔やみに来訪し、母のために涙を流し死を悼んでくれた。M家との六〇余年におよぶ親交の深さには親族以上のものがあり、お互いに心を完全に開くことができた。
私たちは母を追憶しながら、堰を切ったように、幼いころの懐かしい思い出を語りはじめた。一つの記憶の断片は他のさまざまな出来事や情景と結びつき繋がり合い、燦（きら）めくように飛び交った。

圧倒されたのは、そんな思い出の一コマ一コマの美しい印象と鮮明さだった。いったいどこに、これほど鮮やかな記憶が収納されていたのか不思議だったが、私たちはタイムスリップに時の経つのを忘れていた。

かけがえのない人の死を共に悼むとはこういうことなのか…と感慨があった。

四三七　長じると事務的な用件や必要がなければ間遠になっていく関係…。「＊＊ちゃん、遊ぼ！」と、子供時代にはただ会いたいので素直に訪ね合うことができたのに、久しく会っていなかったのに、母の死が取り持ってくれた親族との再会は、懐かしい過ぎ去った日々を次々と目が眩みそうになるほど美しく浮かび上がらせてくれた…。

四三八　どんな生命も事物も現存するものは、苦の本質を無言で突きつけてくる。それは、厳密な手続きで妄想を排除していくヴィパッサナー瞑想の修練を重ねなければ見えてこないものだ。

無明の闇に覆われた心が不正確にとらえた現実…。それが記憶に納められると、余分なものが捨象され印象がととのえられ、やがて金色の夕陽のように美しく甘美な、過ぎ去った遥かな日々として浮かび上がってくる…。

長い年月をかけてじっくりと熟成していく飲み物のように、記憶が年代物になればなるほど印象のデフォルメが進行し、甘美さが極まっていく…。

そんなことも、母の死によって改めて教えられた。

四三九　長生きをすれば、友人も親族も次々と死んでいき、一人取り残されていくのは避けられない。老いの苦を構成している要因の一つである。

最後に残るのは隣近所や町内会の人々だが、郷里に住んで二年、東京と郷里の落差の大きさは衝撃的だった。

生まれ育った土地には先祖代々続く家も多く、生涯住み続けていく共同体が互いに思いやる暗黙の気遣いとやさしさに何度心を揺さぶられただろう。

誰もが仲よく暮らしていこうという暗黙の想いを発しているからだろうか、ただその辺を歩いているだけでほのぼのとした温かさが感じられ、東京ではありえない、完全に無防備な心になっている自分に驚くのだった。

四四〇

母にとって大事な絆だった近隣の人々に、今生の別れとなる最後の見舞いに来てもらうべきか否か悩んだ。痰の除去などで苦悶の表情を続ける母の姿を人目にさらすのは残酷すぎるのではないかとの思いが捨てきれず、結局知らせなかった。

だが、まだ生々しい存在感を伝えてくる母の遺体が残っている間に、親しかった近所の方々に心おきなく別れを惜しんでいただくことができた。火葬までに与えられた十分な時間のおかげだった。

一人で来られた方も、連れ立って来られた方々も、誰もがデスマスクのような母の死顔の美しさと気品に讃嘆の声を上げられた。

普段は挨拶以上の話は滅多にしないのに、母の死が仲立ちとなって、近隣の方々と深く話すことができた。

死は、即座に転生してしまう当人ではなく、残された者のために存在する…。

四四一　いつ出会ってもニコニコ笑顔で、純朴さと人のよさが丸だしの近くのお爺さんが、近所の方々と連れ立って最後の別れに来られた。

控えめな方だったが、このときも終始無言で末席に佇んでいた。

白巾が外され、母の死顔を見るや、眼を真っ赤にし、喉仏をヒクヒクさせながら、ただただ悲しみに暮れていた。

最後まで一言もしゃべらずに帰られたが、ストレートに伝わってくる哀悼の真情に、私の眼にも涙があふれて流れ落ちそうになった…。

「共感」の力を感じた。

二年間、挨拶と微笑以外には何も話したことがなかった方だが、最愛の家族と心ゆくまで和みあった後のような感覚が残った。

誰もいなくなり、母の遺体と私だけがひとり取り残されたが、いつまでも心が温かだった…。

四四二　遺体が残っている間は遺族の心の中で「死」は完成しないと言われ、日本人は特にその傾向が強いという。

確かに、生前の面影を生々しく留めた遺体には圧倒的な存在感があり、遺族の心を整理するために、なんらかの儀式や儀礼を執りおこなって「終了感」をもたらすのは理にかなっているだろう。

雨戸を閉ざした寒い部屋にドライアイスに挟まれて横たわっていた母の遺体は、まだ美しさを失わなかったが、その肌に触れれば氷のように冷たく、柔らかかった耳たぶもカチカチに冷え固まって「死」の現実を突きつけてくる。

火葬に付す前夜、福助と豆太郎に母との告別をさせ、記念の写真を撮影した。

㊸ 母の認知症治療の一環として始めた人形セラピーだったが、いつの間にか母にとって福助たちは本当の家族同然の存在と化していった。

即興の腹話術をしてきた私の想念世界にも膨大な思い出が層をなしている。

小さな子供たちに言い聞かせるように、「さあ、今夜で、お母さんとも永遠のお別れだよ。最後の挨拶をしなさい」と言い、自分で福助を操りながら答えた。

「はい。…お母さん、長い間、いや短い間かな、可愛がってくださって、ありがとうございました。福助も豆太郎も、お母さんと一緒に暮らさせてもらって本当に幸せでした。お母さん、生まれ変わっても幸せになってね。福助、来世はお母さんの子供に生まれたいな、と何度も言いましたよね。もし耳たぶの大きい子が生まれたら、福助だと思って可愛がってくださいね。お母さん…、さようなら。ありがとうございました」

㊹ いい歳こいて、何をバカなことを…と笑われそうだが、純白の棺に横たわり静かに眠っているような母の姿を前にすると、母の生き甲斐にまでなった愛しい人形たちに別れの挨拶をさせたくなったのだ。

死にまつわる儀式は、残された者の想念世界を整えるためのものである。

そして、生きることは、過去の記憶をどのように整理していくかの問題でもある。

（3）受容されていた死

四五　母の遺体を火葬に付す日がやってきた。
死に装束を施した遺体には、今なお圧倒的な存在感があった。

集合した親族によって次々と手向けられていく花が、母の棺を美しく飾っていった。

母の死を受け容れられずに執着する感覚は皆無だったが、美術品の散逸を惜しむかのように、花に飾られ美しさと静けさがいや増した遺体を灰にしてしまうのが切なかった。

母を喪った事実ではなく、母の生涯が凍結したかのような凛とした姿が物理的に滅び去ってしまうことへの愛惜…。

四六　私をこの世に存在させてくれた方との永訣（えいけつ）の朝だった。
花で埋め尽くされた棺の小窓が閉じられると、母の遺体は子や孫や親族の手で、住み慣れた居室から出棺されていった。

門外には近所の方々が勢ぞろいし、襟を正して立ち尽くしていた。

「皆様、母の葬送のために結集していただき、心より篤くお礼を申し上げます」

と喪主としての挨拶をし、深々とお辞儀をした。

霊柩車の助手席に同乗すると、母の亡骸を乗せた車は静かに滑り出していった。

命が途絶えてもなお生前の面影を留めていた最後の痕跡が、完全に抹消されようとしていた…。


四七「きぬ聖苑」という名の火葬場に着くと、機械的なテンポで淡々と事が進行し、別離の感傷にひたる暇もなかったが、母の遺体を火葬炉の中に送り出した瞬間、永訣の切なさが駆け抜けていった。私のなかで母の死はまだ生きている間から受容されていたが、遺体の生々しさが残る間は、微妙にその死が完成していなかった。

だが、二時間後に人の形に白く焼き上がった骨の残骸を見た瞬間、母の存在が完全に消滅したという鮮烈な印象とともに、母の死が完成したように思われる。

親族とともに余熱の残った骨揚げをしても、骨壺に納まった母の遺骨を前にしても、悲しみはなかった…。


四八「怒り」は「対象を嫌う心」と定義されるが、「悲しみ」もその質や程度によってさまざまな段階があるものの、怒り系の心に分類されるだろう。

愛する人の死を受け容れたくないと拒否し、喪失という現実を打ち消し嫌う心が根底にある。いくら否定し嫌ったところで、動かしようもない事実は認めるしかなく、受け容れざるを得ないのだが、でも、悲しい。

「悲しみ」は否定であり、攻撃性の乏しい内閉的な怒りである、と言うこともできる。ネガティブな現実を受け容れざるを得ないのだが、イヤでならないという心の葛藤状態。

どれほど忌まわしい現実であっても、それが完全に受容された瞬間、悲しみも怒りも姿を消す…。


四四九 津波に家族を呑み込まれ、ひとり生き残った被災者が語る。

「家族を喪ったのに、涙ひとつこぼれなかった。…七ヶ月経って、初めて涙が流れ落ちた」

別の被災者は、こう語る。

「感情を閉じ込めていた一年だった。何も考えないように過ごしてきた。今になって、やっと音楽が聴けるようになった。悲しい訳でもないのに、ポロッと涙が出て、自分でも不思議に感じた…」

心の奥底に深い悲しみが封印されたまま、仕事に生活に復興に忙殺されたまま時が過ぎていく…。

母の死を受け容れているがゆえに悲しみに襲われることがないと書いたが、やがて私も「悲しみの二番底」に引き込まれるのだろうか…。


四五〇 それはないだろう、という確信があった。

心の底に何かが抑圧されていれば、なんとなく重く濁った感覚が一瞬、かけ抜けていったりする。得体の知れない暗い印象がふと浮かび上がってきたりもする。

だが、目を閉じて耳を澄ませても、心の水底にネガティブな印象がよどんでいる気配はなく、シンとして晴朗な感覚が広がっている…。

母の死が受容されているのは確かなことのように思われた。

最終章　死とは何か…

(1) 介護という宝

四五一 母が姿を消した実家の残務整理をして二〇袋以上の不燃ゴミをまとめた。

台所収納が空になり、額縁や人形ケースを解体したところまでは順調だった。

おや、こんなところに…と古い水枕が目に入った瞬間、あまりにも鮮明に浮かび上がった幼児期の記憶に圧倒され、サティが乱れた。

水枕の中で融けていく氷の音をぼんやり聞きながら、真夜中に湿布してくれる父母の手に身をゆだねていた幼児の私…。

さらに、介護が最も厳しかったころの母のマグカップを手にすると、過ぎ去った歳月があふれ出し、官能に訴えるような落涙感に襲われ、サティを入れたくないと感じた。


四五二 同乗した建設会社のトラックで環境センターへ二往復、合計六〇〇キログラムの廃棄物を処分した。

物置の母の遺品もすべて棄却することにした。

最後まで母がすがりつくようにして歩いていた歩行用手押し車がトラックから廃棄炉に投棄されていくのを眺めながら、落涙を禁じ得なかった…。

四五三 リサイクル業者が朝一番で、冷蔵庫、洗濯機、エアコン等々の回収を始めた。

リフォーム工事の職人さんが慌ただしく働き始めている。

水道が止まり、トイレが外され、畳が撤去され、壁がぶち抜かれていった。

大勢の男達に家が破壊されているような妄想が一瞬よぎっていった。

壊れなければ新しいものが生まれない、死と再生の同義性…。

四五四　八王子道場の移転が目の前に迫ってきた。
思えば、母を見送るのに二年、人生の花だった地とも一年余の歳月をかけてゆるやかに別離することができた。

もう、思い残すことは何もない…。

愛するものとは、時をかけて、別れていくのがよい…。

四五五　魚沼の銘菓を携え、母の主治医だったN先生に下館への引越しの挨拶をした。
母の介護に踏み切った当時が髣髴（ほうふつ）となった。

東京からの私の電話相談に、「もう独り暮らしができる状態ではない」と厳しく背中を押されて始まった母の看取り…。

町内の班長さんからも、同じことを言われた。

一つの意志が定まっていくまでの因縁の宇宙網目…。

四五六　溺愛された子供ほど、年老いた親の面倒を見ないのだという。

真の愛情を受けた子が、動けなくなった親を見殺しにするだろうか。

相手のためになるかを配慮することなく、ただ見境なく垂れ流された愛。

愛の欠損も、過剰な盲愛も、思いやりのないエゴを作り上げていく…。


四五七 自分が親にした通りのことが、やがてわが身に振りかかる。

なぜ、そんな自明な因果論がわからなくなるのだろうか。

目先の現象しか見えなくなる無明…。

わが身を振り返る内省の眼差しも、現在の一瞬を客観視するメタ認知も、貪瞋痴の命令を止めるサティも知らない人たち…。


四五八 「介護は生前供養。介護をやって、一人前になる」

と、老父の介護を終えた男性が語っていた。

親子関係の歴史は百人百様なので、介護に手本はない。

誰もが老いさらばえ、やがて赤児のように世話をされるだけの存在となって生涯を閉じていく。

安らかに死んでいけるように、最期までその心に寄り添ってあげるのは、守り育てられてきた者の礼節である。

四五九 厳しかった母の看取りが終わったとき、これは、安易に人には勧められないと思っていた。
しかし時が経つほどに、もし介護をやらなかったら、後悔と自責と言い訳をくり返す後ろめたい人生になっていただろう、と胸をなでおろした。

思えば、別人のような母の新たな姿に感動し、私自身の人生が原点にさかのぼって総括され、日々生と死の意味に向き合い、人生の奥義を学ぶ輝くような経験だった…。


四六〇　近所の若いお母さんが「行ってらっしゃい」と笑顔で子供を見送っている。

小学生の息子は黙ってうなずいて登校していく。

そうして毎朝、微笑んでくれる母の姿が、どんな劇的な出来事よりもかけがえがないことに気づいているのだろうか。

一番大事な人に愛され、守られているという安心感の尊さ…。

四六一　マイナスの遺産だった母の借金を完済することができた。
『沙門果経』の喩えを思い出した。

病気が治った人も、牢獄から出られた人も、解放された奴隷も、危険な荒野を渡り終えた人も、新たに得たものは何もないが、静かな喜びと達成感と満足感がある。

価値あるものをより多くゲットしていく足し算の思想は、果てしない欲望の肥大にエスカレートして苦に直面する。

原始仏教は、引き算の世界である。

欲望も、嫌悪も、嫉妬も、高慢も…、強く握りしめているものを手放し、引き算の究極を目指して静けさと安らぎと真の幸福に導かれていく…。

四六二　歳月を重ねてくると、自己分析の精度が増し、両親の人となりを形作った要因も正確に理解されてくる。
親子の関係を通して、自分のすべてが作られてきた現実も見えてくる。

自らの手で親の末期を看取りながら得た学びが、いつの間にか人生最大の宝になっていた…。

母が逝去して三年。

父を看取って二三年…。

⦿。:*୭ ๑:・★・:๑ ୭*:。⦿

（2）流れ去る歳月…

四六三　寿司屋からスーパーまでのわずかな距離が歩けなくなり、踏切の前で一休みする母の寂しそうな姿が去来した。
介護を始めたばかりで、何をどうしてよいのかもわからず、ただ途方に暮れるばかりだった。

サティがこぼれ落ち、落涙感で喉が詰まりそうになった。

洗面所のお湯の出し方もわからなくなって泣いている母の姿に胸が熱くなる一瞬もある。

だが、サティが入れば、落涙感も瞬時に消えていく。

四六四　桜並木を歩く足の運びにサティを入れるのもよい。
圧倒的な花、花、花…の大群を「見た」、亡母が最期に見上げていた夕闇の枝垂れ桜を「回想」とラベリングしてもよい。

切なさと悲しみが微かに過って（よぎって）いく心の一瞬を自覚しているのもよい。

利那利那の自分を客観視する視座の維持…。

四六五　祖父も父も死後、霊的な存在としての気配が感じられた。
死の意味を伝えると父は程なく気配を消したが、行く末を強く案じていた祖父は長く留まっている感じがした。

しかるに母は、一瞬たりともこの世に舞いもどった印象がない。

死のレッスンが効を奏し、迷いなく再生したのだろうか…。

四六六　「男子三日会わざれば刮目（かつもく）して見よ」という。
小さな子や赤ちゃんの成長はさらに目を見張るが、まったく同じ速度で、誰でも、いつでも劣化し、老いているのだ…。

家族の最期の看取りをした者は、日一日と老衰していく姿に無常の怖ろしさを目の当たりにするだろう。

光陰矢のごとし…。

四六七　夜空に乱射される打上げ花火のような断片的記憶の合間に、懐かしき人たちが浮上し亡母の面影も去来するが、今はすべて夢のまた夢だ。
この何億もの印象の集積が完全に初期化されたら、私の人生は「全捨て」されるだろう。

「どうせ死ぬんじゃないか…」というリフレインが過(よぎ)り、また過っていく…。

四六八　背中が曲がり手が震え老残の身となった八六歳の大道芸人が、「母さん！」と泣きながら踊っている映像を観た。
何歳になろうとも、人の心の最深部には「母」がいるのだ。

逝去して五年の歳月が流れたのに、いまだに私の亡母を忘れず、命日に花を手向けてくださった方々がいる。

その盛花の花勢が、いまだに衰えず保持されているのを、眩しい陽光の中で見つめている…。

四六九　ブッダならどうするのだろう？　と自問する人の心の中で、ブッダは生き続けている。
意志決定がなされていく一瞬に先人の教えが関与し、感受性や発想のパターンに両親や敬慕した故人の量り知れない影響がある。

母が逝去して六年の歳月が流れた。

日増しに記憶も印象も薄らぎ遠のいていく…と想定していたが、そうではなかった。

法随観の瞑想をしなければ見過ごしてしまう微弱さだが、母の面影や記憶が脳裡を過っていく影大さに驚愕する。

死者は残された者の心の中で、好き嫌いの感性にも無意識の意志決定にも、暗黙の影響を及ぼし続ける…。


四七〇　母も死んだし、父も死んだ。

必死で介護し看取りをしてきたが、過ぎ去ってしまえば夢のようだ…。

人生の一瞬一瞬が、次々と過去になり、記憶イメージや断片的な思念と化してしまう。

「この世は夢と同じ糸で織られている」と言ったシェイクスピア。

茜色に雲を染める夕陽も、黄昏の空に群れをなして飛ぶ蝙蝠(こうもり)も、満開の桜が散り陽光に映える新緑も…、子供の笑い声も、妻のヒステリーも、感動の拍手も、たった今まで現実だったものが、次の瞬間、妄想の素材に変わり果てていく…。

この世は、陽炎の如く、泡沫の如く…。

⦿。:*๑⸝:★:⸝๑:*:。⦿

（3）私の死のレッスン

四七一「死を怖れることはない。死とは別の存在への誕生であり、死は事実上、存在しない」（『死後の真実』）

死の専門家と称され、生涯に二万人の死にゆく人を看取った精神科医キューブラー・ロスの言葉である。

「（死後の世界は）私にとってはもはや信じるかどうかの問題ではない。知るかどうかの問題です」とも言う。

思わず目を見張ってしまったのは、輪廻転生からの解脱を示唆するかのような言及である。

「たぶん将来は、誰かが人生を卒業したら、みんなで祝うようになると思う。人が死んで泣きわめいたり、馬鹿げた儀式をやるなんてことは無くなると思うわ。悼んで泣くんだったら、誰かが生まれてきたときに泣くべきよ。またこの愚劣な人生を最初からやり直さなくちゃならないんだから」

（『人生は廻る輪のように』）

自伝のなかで彼女の姉妹に語った言葉だが、まるで一切皆苦のこの世から解脱したいと願っているかのようではないか。

四七三 死後の世界などないし死後に存続する意識もない、と断定する科学者もいる。

だが、何かが存在しないことを証明するのは不可能に近く、「悪魔の証明」と言われる。

ピンク色のカラスが一羽でも見つかれば存在を立証できるが、無いことを証明するには宇宙の全域をくまなく精査しなければならない。

生き残っている者にとって、死後は永遠の謎である…。

四七三　真実の死を経験した人の報告はゼロである。臨死体験はあくまでも臨死であり、本当の死ではない。死が成立した瞬間、その経験を自覚する当人は消滅している。死の真実は、生きている者が勝手に想像して己の生きるようすがにするしかない。

四七四　死をどのように受け止めようとも、誰にも批判することはできない。私は、人類史上最も偉大な一人だったブッダの教えと行法を拠りどころにして生きてきた。誰にも押しつけるつもりはないが、苦しい生存を無限に転生する輪廻の流れから解脱しようとしている…。

四七五　原始仏教の悟りとは、果てしない輪廻転生の流れから解脱することである。輪廻がなければ、その輪廻からの解脱など寝言であり戯言になってしまう。「妄想を離れよ。物ごとをあるがままに観よ」と解脱の修行システムを説いたブッダは、ありもしない輪廻の妄想にとらわれていた馬鹿者だったことになり、そんなブッダを信じて修行してきた私たちは大馬鹿者ということになる…。

四七六　死後に転生する輪廻がなければ、死の瞬間をもって完全な絶無の状態となり、意識の流れもいかなるエネルギーもすべて吹き消されたように滅し尽くされるのだろう。それは私の求めてきた涅槃（ニルヴァーナ）に限りなく近い状態であり、なんの努力もなく自動的に得られるものであったか。

二五〇〇年の長きにわたり、優れた比丘や修行者たちによって支えられ伝えられてきたブッダの解脱のシステムに準じて修行する必要はなかったのか。

凶悪犯罪者もヒットラーも鯨もフンコロガシも阿羅漢もブッダも、死ねば誰でも自動的に輪廻の流れに終止符が打てるのか…。


四七 とはいえ、この世はエネルギー不滅の法則に貫かれているのだから、やはり輪廻転生はありそうな気がするのだ。

無ければよいが、在ったらどうしよう…。

確率は五〇パーセントで、在るか、無いか、のどちらかだ。

無ければ、求めてきた解脱の究極の状態に悠然と入っていけばよい。

だが、もし輪廻があったら、ブッダの示した修行を完成しなければならない…。


四八 三〇年ほど前、朝日カルチャー講座で毎日一時間以上、瞑想する二〇歳の女性がいた。

瞑想中に出てくる妄想に気づけているかと訊くと、妄想が出ることはほとんどないので、中心対象にサティが続いていますと答えた。

さらに、歩く瞑想を初めて習った日、『ああ、わたし、子供の頃から毎日これをやっていた』と知って驚いたのだという。

どの分野にも天才がいるものだ、と衝撃を受けた。

こういう事例に遭遇するたびに、輪廻転生を考えずにはいられなかった…。

四七九「生きとし生ける者どもは死ぬであろう。生命は終には死に至る。かれらは、つくった業の如何にしたがっておもむき、それぞれ善と悪との報いを受けるであろう」（『感興のことば』一―二三）

四八〇「悪い行ないをした人々は地獄におもむき、善いことをした人々は善いところ（天）に生れるであろう。

しかし他の人々はこの世で道を修して、汚れを去り、安らぎに入るであろう」（同一―二四）

四八一　法随観の瞑想では、見た、聞いた、感じた…の知覚対象をはじめ、どんな微弱な意識の流れも見逃さずにサティを入れ続けていく。

集中が高まれば、意識に触れた思念やイメージの先端に鋭くサティが撃ち込まれ、イメージも思念もブツブツに切り落とされて思考が成り立たなくなっていく。

その時間帯を睡眠計で計測すると、深い睡眠状態がグラフ化されて示されている。

マインドフルネスが明晰に維持されているのに、浮上した思考の先端で見送られていく連続状態を、デバイスはディープな睡眠と判断するのに驚いた。

四八二　この法随観をくり返し修行していくと、意識の流れをすべて客観視するサティが自動化されてくる。

この気づきのテクニックを堅持しながら、死のプロセスに臨もうと決意している。

原始仏教では、死ぬ直前の最期に業を作る心を「死近心」という。次の瞬間、命の終了を宣言する「死心」が生起し、その直後に接続するのが「結生識」と呼ばれる、転生した最初の心になると説かれている。

一瞬前の心が今の心に接続し、今の心は次の心に相続される意識の流れは、死のプロセスでも変わらないのだ。

四六三 「死近心」にはサティが入るだろうが、その次の「死心」と「結生識」に自動化されたサティが伴うのだろうか。

そんな疑問が浮かぶのは、まだ輪廻が続く者だけである。

瞑想の修行で涅槃が四回体験されれば阿羅漢となり、死の瞬間に涅槃の残存印象と同期する「果定」に入って一切が終了する。もはや「結生識」が生じることはなく、輪廻の流れから完全に解脱する。

という流れになるはずなのだが、果たして間に合うだけの波羅蜜（はらみつ）（善業の集積）があるだろうか……。

四六四 「ひとびとは因縁があって善い領域（＝天）におもむくのである。ひとびとは因縁があって悪い領域（＝地獄など）におもむくのである。ひとびとは因縁があって完き安らぎ（ニルヴァーナ）に入るのである。このように、このことは因縁にもとづいているのである」（『感興のことば』二六―九）

（４）死の一瞬に向かって

四六五　生命力が旺盛だった若いころは、欲望も不満も傲慢も自己嫌悪も絶望も激烈で、翻弄され、束縛されていた。
人生の黄昏を迎え、熾烈な火勢が衰えてくると、すべてが余裕で達観され、この世の仕組みが覚られてくる。

…老いが快適とは予想していなかった。

見るべきほどのものは見たので、もう、この世に未練はない。

四六六　未来が無限に続くかのように錯覚していた頃は、夢と野望が足し算されていく日々だった。
身の丈を知り数多が手放され、人生の幕引きを視野におさめてからは引き算が加速し、何事もこれが最後という覚悟が徹底しはじめた。

老いが深まるのは苦しいことだろうと覚悟していたのに、死のゴールに向かってひた走る今が、人生最良の日々と感じられるとは意外だった。

愚かしい生涯だったが、諸々の因縁が否応なく展開したのだから、悔いはない。

最期の一瞬にすべてが絞り込まれてから、人生が輝き出した…。

四六七 誰にも見られず裏庭に自生し、秋には人知れず枯れていく雑草のように、人の人生にも意味はない。

生きるとは、生存を維持するエネルギーを必死で獲得し、同じことを繰り返すコピーを残して死んでいくことだ。

息子に看取られ、食べて、排泄して、老いに涙し、福助と笑い、ただ死ぬために生きていた母の最期の日々は、意味のない瞬間をただ生きていく人生の虚しさを暗黙に証している姿だった…。

四六八 カルマがよかったのだろう、善き人に恵まれ、助けられ、支えられてきたことに心から感謝と、かたじけなさを覚えている。

楽しくて、苦しくて、面白くて、充実した、無意味な人生だった…。

ネガティブな妄想と、夢と野望の幻想が脳内に形成されていく印象世界の空しさ…。

いかんともし難い業の法則に縛られた世界が、夢のように変滅していく虚しさ…。

四六九 砂浜に埋もれた空き缶も、空中に漂う金粉も、人の耳も内臓も、猫の髭も、すべての存在は分子や原子や素粒子で成り立っている。

刹那に何億回もの生滅をくり返す素粒子の運動に意味はなく、物質も生命も、ただ無意味に変滅していくプロセスがあるだけだ。

ガラス片はもとより、金魚もイボイノシシも二枚貝もアメーバも…、存在する理由だの、生きる意味だの、と問うたりはしない。

妄想する力を得た人間だけが、生のいとなみに、あらゆる事象に、サラサラと落下する砂時計の一粒にまで意味を紡ぎ出さずにはいられないのだ。

銀河の生滅にも、イナゴの大群にも、人生にも、意味はない…。


四九〇　いや、そう言ってしまえば、これから青春を生きようとしている若い人には気の毒だろう。物ごとには順番があると理解すればよい。

輝かしい未来に向かって、素晴らしい、掛けがえのない人生を思いきり生きて、何度でも転生し、輪廻をくり返せばよいのだ。

幸せを求めて、完全燃焼しながら、与えられた人生を精一杯まっとうする人たちを心から祝福したい。

ブッダの示した道を歩んで、悪を避け、善をなし、心を浄らかにしていくかぎり、必ず幸福な人生が展開してくる。

そうして至福の日々を存分に満喫し、快楽には終わりがあり、どんな幸福も必ず崩れ去っていく無常の苦を検証していくのが順番である。

業の法則に縛られ、無常に変滅していく現象世界に耐えられなくなったら、ブッダの示した解脱の道を歩み始めることもできる。

仏教は、この世で幸せになる道も、この世から解脱する道も万人に示してくれている…。

四九一「なぜ、死んではいけないのですか?」

と、希死念慮(きしねんりょ)のある人に訊かれた。

他人でも自分でも、生命を殺す瞬間に悪業が作られる。

その悪業を荷なって死後すぐに再生するのだから、今よりも確実に悪くなるだろう。

授かった今の命で、やるべきことをやっていく方がよい。

死ぬべきではない…。

四九二「死にたい」のは、思いどおりに生きられない怒りに端を発している。

死を求めることはできるが、涅槃を求めることはできない。

何かを獲得しようと一ミリでも希求する瞬間、執着がはじまり渇愛となり、苦の因となる。

欲望も怒りも生存欲も…、意識に触れた一切のものを淡々と見送りながら、離欲の瞬間を重ねていくばかりだ。

生存への渇愛を手放し、末期の一瞬にもサティを入れながら引き算の究極をめざす…。

四九三「見られたことは見られただけのものであると知り、聞かれたことは聞かれただけのものであると知り、考えられたことはまた同様に考えられただけのものであると知り、また識別されたことは識別されただけのものであると知ったならば、苦しみが終滅すると説かれる」(『感興のことば』二六—一七)

四九四　何ごとも体験で検証するのを旨としてきたが、今は死ぬのが楽しみでならない。
私の人生を懸けてきた瞑想のすべてが凝縮されるのは、死の瞬間だ。

死と再生の刹那も、輪廻と解脱の構造も、ヴィパッサナー瞑想の神髄が身をもって検証できる一発勝負である。

念入りにサティを入れながら、最高の意識状態で見届ける日の到来が待ち遠しい…。


⊙.。.:*๑ ๑.:.★.:.๑ ๑:*.。.⊙

地橋秀雄（ちはし・ひでお）

1948年生まれ。早稲田大学文学部卒。1978年より解脱涅槃を求めて修行生活に入る。滝行、断食、ヨーガ、大乗仏教諸宗、心霊科学、工学禅、他力全託、内観、クリシュナムルティ等の修行遍歴の末、原始仏典に基づくブッダのヴィパッサナー瞑想が解脱を完成する道であると理解する。以来、タイ、ミャンマー、スリランカ等で修行を重ねる。1995年以来、朝日カルチャーセンター等で本格的な瞑想指導を始める。

現在、ヴィパッサナー瞑想協会（グリーンヒルWeb会）代表＆グリーンヒル瞑想研究所所長、朝日カルチャーセンター講師（『ブッダの瞑想法とその理論』＋オンライン講座）。

著書に『ブッダの瞑想法――ヴィパッサナー瞑想の理論と実践』『CDブック ブッダの瞑想法：瞬間のことば』『DVDブック 実践 ブッダの瞑想法』『人生の流れを変える　瞑想クイック・マニュアル』（春秋社）『「心の疲れ」が消えていく瞑想のフシギな力。』（王様文庫、三笠書房）『ヴィパッサナー瞑想　実践レポートと解説』（共著：グリーンヒルWeb会出版）、『瞑想との出会い―瞑想とやさしさ―（瞑想ブックレット）』「グリーンヒルWeb会ダンマトークCDシリーズ、DVDシリーズ」（デン峰出版）などがある。

●連絡先

ヴィパッサナー瞑想協会（グリーンヒルWeb会）
URL https://www.satisati.jp/
E-mail greenhill-meisou@satisati.jp
X（旧Twitter）https://twitter.com/greenhill_meiso
TEL. 080-6890-7181

実録　ブッダの瞑想法
――死のレッスン

2025年2月20日　初版第1刷発行

著　者――地橋秀雄

発行者――小林公二

発行所――株式会社　春秋社

〒101-0021　東京都千代田区外神田2-18-6
Tel　03-3255-9611
　　03-3255-9614
振替　00180-6-24861
https://www.shunjusha.co.jp/

装　丁――河村　誠

印刷製本――萩原印刷株式会社

定価はカバーに表示してあります。
ISBN 978-4-393-71087-6